臨床のギモン解決
Q&A付き

補助循環、ちゃんと教えます。

新人にわかる**言葉・イラスト・写真**で解説！

編集　京都大学医学部附属病院
　　　心臓血管外科 教授　**湊谷謙司**

 メディカ出版

はじめに

　新型コロナウイルスによるパンデミックがいまだに猛威を振るっています。しかし、もうひとつのパンデミックが忍び寄ってきているのをご存じでしょうか。

　日本における死亡原因として、心疾患は悪性新生物に次いで第二位を占めています。また、現在 100 万人を超える心不全の患者さんは高齢化に伴い 2035 年までにさらに大幅に増加すると考えられ、この世界的な規模で起こりつつある心不全の増加は、「心不全パンデミック」と呼ばれています。心不全に対してはさまざまな治療法があり、通常の薬物治療では回復が期待できない重症心不全では補助循環による治療が行われます。また、このコロナパンデミックでも補助循環のひとつである ECMO が注目を浴びているのはご存じの通りです。

　とは言え、補助循環を必要とする重症心不全の患者さんはそれほど多くなく、また特殊な機器を用いることから、学びにくく苦手意識を持つ看護師の皆さんが多いようです。本書は、補助循環の経験が豊富な京都大学医学部附属病院の臨床現場の医師・看護師・臨床工学技士とメディカ出版編集部で繰り返し議論しながら、補助循環の基礎的な内容から治療において押さえておくべき内容を厳選して、わかりやすく説明することを念頭に置いて作り上げました。

　本書は、補助循環の基本的な知識が容易に得られ、また日常の臨床にすぐに役立つ内容となっています。心不全で苦しむ多くの患者さんとその患者さんを救うべく日夜努力している看護師の皆さんの一助となれば幸甚です。

2021 年 8 月

京都大学医学部附属病院心臓血管外科 教授

湊谷謙司

● CONTENTS

●●●●●●●●●●●●●●●●●●●●●●●●●●●● 編集・執筆者一覧 ●●●●●●●●●●●●●●●●●●●●●

編集 ……………………………… 京都大学医学部附属病院心臓血管外科教授　**湊谷謙司**

執筆

【1章】これだけは知っておきたい循環管理の基本

……………………………… 京都大学医学部附属病院心臓血管外科講師　山﨑和裕

【2章】補助循環とは？ 補助循環が必要になる時

……………………………… 京都大学医学部附属病院心臓血管外科講師　金光ひでお

【3章】IABPはどのように心臓のはたらきを助けるの？

……………………………… 京都大学医学部附属病院心臓血管外科助教　川東正英

【4章】IABPの開始の実際を見てみよう

……………………………… 京都大学医学部附属病院医療器材部臨床工学技士　中ノ上太祐
　　　　　　　　　　　　　　　　　　　　　　　　　　　　　　　　　　沈 志華

【5章】IABPの合併症を知ろう！

……………………………… 京都大学医学部附属病院心臓血管外科助教　武田崇秀

【6章】IABP挿入患者の看護はこうする！

……………………………… 京都大学医学部附属病院ICU副看護師長　北尾健太郎

【7章】VA-ECMOはどのように心臓のはたらきを助けるの？

……………………………… 京都大学医学部附属病院心臓血管外科助教　熊谷基之

【8章】VA-ECMOの開始の実際を見てみよう

……………………………… 京都大学医学部附属病院医療器材部臨床工学技士　奥田勝紀

【9章】VA-ECMOの合併症を知ろう！

……………………………… 京都大学医学部附属病院心臓血管外科助教　境 次郎

【10章】VA-ECMO挿入患者の看護はこうする！

……………………………… 京都大学医学部附属病院手術部副看護師長　志賀裕介

【11章】補助循環からの離脱とその注意点

……………………………… 京都大学医学部附属病院心臓血管外科医員　坂本和久

1章

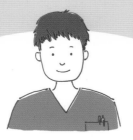

これだけは
知っておきたい
循環管理の基本

● 心機能とは？

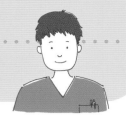

- ● 私たちが普段なにげなく使っている言葉、「心不全」とはなんでしょうか？
- ● 簡単にいってしまえば、心不全とは「全身が必要とする血液（需要）を心臓が供給できない状態」です。
- ● 心不全の患者さんを診る場合、心臓の供給力（心機能）がどうかを見極めることが重要になります。

心機能とは、本来は全身からかえってきた血液を心臓自身が
ポンプとして送り出す一連の流れを作り出す力で、
「血液循環の総合力」のことなんだよ。

■ 心機能に影響を及ぼす重要な因子

前負荷

心房にかえってくる血液の量のこと。単純に循環血液量となることがほとんど。
心拍出力が落ちている場合は、血液が渋滞し相対的に前負荷は上がってくることもあり注意が必要です。

心拍出力（駆出力）

前負荷となった血液を吸い上げ送り出す力のことで、心臓の筋肉が拡張し収縮する力。
心筋障害の程度によって変化します。
一般的に「心機能」といった場合はこの心拍出力を表すことが多いので、注意が必要です。

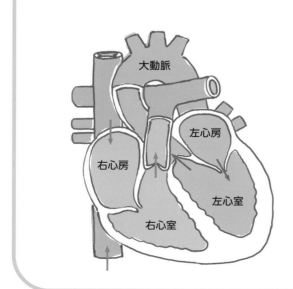

大動脈

左心房

右心房

左心室

右心室

後負荷

左右の心室が送り出すそれぞれの動脈での血液の流れやすさの程度のこと。
一般的には動脈圧が高いほど負担となるので後負荷は上がります。
心拍出力と動脈の抵抗で決まります。

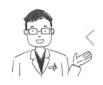

①前負荷を「水車へ戻ってきた水」、②心拍出力を「水車が
まわる力」、③後負荷を「水車に戻ってくるまでの水路の幅」
にたとえて考えてみよう。

■ 前負荷・心拍出力・後負荷の関係

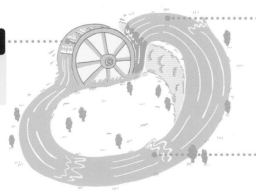

心拍出力（駆出力）
水車がまわる力が強い
と、水路に水を多く流
すことができます。

前負荷
水車へ戻ってきた水が多いと、
水車は勢いよくまわり水を送
り出すことができます。

後負荷
水車へ戻ってくるまでの水路
が太いと、水車は勢いよくま
わり水を送り出すことができ
るのです。

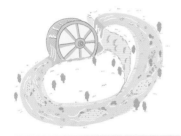

水車へ戻ってきた水が少なければ
（前負荷低下：出血や脱水など）、
水車は水をあまり送り出せません。

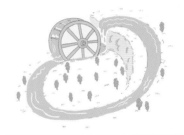

水車の手前の水路が細くても（後負荷
上昇：血管収縮・高血圧など）、やは
り水車は勢いよく水を送り出せません。

基本的には前負荷を上げ、後負荷を下げれば心拍出力
（水車の力）は増えることになります。

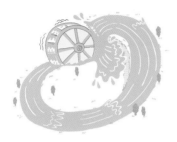

前負荷をどんどん上げていっていいのかというと、
そうではありません。もし水車の力が弱ければ（低
心拍出：心不全）、水車より手前の水路から水があ
ふれてしまいます（前負荷上昇：溢水・浮腫など）。
つまり、このことは心拍出力に応じた前負荷が必要
であることを示しています。

前負荷、心拍出力、後負荷が互いに関係しあっていて、
この３つのどれか１つがおかしくなっても
心機能は落ちてしまうことになるよ。

前負荷・心拍出力・後負荷の値を知る

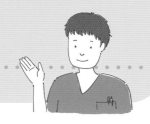

● 前負荷・心拍出力・後負荷それぞれを測るには、肺動脈カテーテルを使用します。
● スワンガンツ（Swan-Ganz）カテーテルと呼ばれているものです。

> 発明者の名前でもあり、商品名（エドワーズ
> ライフサイエンス株式会社）でもあります。

■ スワンガンツカテーテル

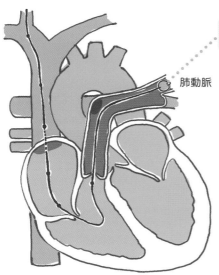

> 肺動脈入り口部分でバルーンをふくらませた
> 時の圧が肺動脈楔入圧です。

肺動脈

❶ 前負荷：右心と左心で、それぞれ中心静脈圧（右房圧）と肺動脈楔入圧（左房圧）で評価できます。単位：mmHg。

❷ 心拍出力：熱希釈法を用いて心拍出量として測定できます。単位：L/min。

❸ 後負荷：血管抵抗は、駆出した血液が通過する動脈の平均圧から行きつく先の心房圧を引いたものを心拍出量で割ると計算できます。それぞれ、肺血管抵抗＝（肺動脈平均圧－肺動脈楔入圧）／心拍出量で、体血管抵抗＝（平均血圧－中心静脈圧）／心拍出量となりますが、実際はそれを 80 倍した値を dyne・sec・cm^{-5} で表します。

■ スワンガンツカテーテルで測定できるものとその基準値

	肺動脈楔入圧（左房圧）	肺動脈圧	中心静脈圧（右房圧）	心拍出量	肺血管抵抗	体血管抵抗	混合静脈血酸素飽和度	心係数
略語	PAWP	PAP	CVP	CO	PVR	SVR	S$\bar{v}$O$_2$	CI
単位	mmHg	mmHg	mmHg	L/min	dyne・sec・cm^{-5}		%	L/min/m^2
基準値	5～13	< 30	2～8	3.5～8	< 150	< 1,500	65 <	2.2 <

なぜ？ なに？ ギモン解決！

Q. 混合静脈血酸素飽和度ってなに？

A. よく「バーオーツー」と略されますが、上大静脈と下大静脈の混ざり合った（混合した）静脈血の酸素飽和度のことです。スワンガンツカテーテルでは肺動脈の酸素飽和度を測って代用しています。これは、スワンガンツカテーテルを挿入する患者さんのほとんどが、先天性の心疾患がなく、中隔欠損などによる左心から右心への短絡（シャント）血流がないことからです。静脈血の酸素飽和度ですから、供給された酸素が末梢で消費された残りかすとなりますので、高いほど必要な酸素がいきわたっている証拠となります。65%以上あれば安心ですが、下がってくる場合は、①酸素供給が足りない、②心拍出量が落ちている、③貧血が進んでいる、④全身の酸素需要が増えている（発熱・痙攣など）が考えられます。

■ 肺動脈楔入圧はなぜ左房圧なのか

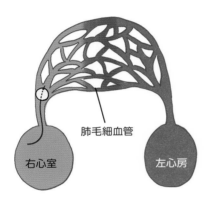

肺毛細血管

右心室　　左心房

- 肺動脈楔入圧は、スワンガンツカテーテル先端の風船をふくらませて肺動脈を閉塞させることで測定できます。

- 肺動脈の血流が途絶し、その先の血管（肺動静脈）を通して、間接的に左房圧を測ることができます。

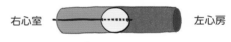

右心室　　　　　　　　　　　　　　　左心房

■ 心係数の意味

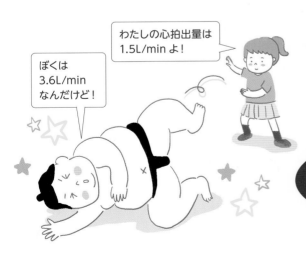

わたしの心拍出量は
1.5L/min よ！

ぼくは
3.6L/min
なんだけど！

- 心拍出量はその心臓がもつ絶対量ではありますが、患者さんによって身体の大きさが違うためその数値で十分かどうかはわかりません。

- そこで体表面積あたりの心拍出量を計算することで一定の比較ができるようにするのです。

- 単位は L/min/m^2 になり、フォレスター分類では 2.2 以上が正常です。

左のイラストの女の子と
相撲取り、どちらの心拍出量が
足りているかな？ どちらが
勝ったかわかるよね？

心不全の時は前負荷、心拍出力、後負荷の異常があるから、測定すればいずれか、あるいはいくつかが異常値を示す。そこで、それぞれの異常値を是正していくことが治療の目安となるよ。

● 異常な値を是正する

【前負荷】

◆ 前負荷が低ければ十分に心拍出できなくなるので、輸液負荷を考慮します。

◆ 前負荷が高ければ心拍出に対して循環血液量が多い状態なので、心拍出量を増やすか利尿薬投与を考えます。

> 水車の手前に水の少ない状態

> 水車のまわる力を増やします。

【心拍出力】 ···· 水車の前の水を減らします。

◆ 心拍出力が高くて問題になることはあまりありません。

◆ 問題となるのは心拍出力が低い場合です。心拍出力は心拍出量で表されます。心拍出量を増やすためには、1回拍出量を増やすか、心拍数を上げればよいことになります。

◆ ただし、心不全の場合は低心拍の代償として頻拍になっていることが多いため、1回拍出量を増やして治療することがほとんどです。

> 水車の手前の水路があふれている状態

> 心拍出量
> =1回拍出量×心拍数

> 輸液や強心薬・血管拡張薬の投与など

【後負荷】

◆ 後負荷が低くて問題となることはあまり経験しません。むしろ血行動態が安定していれば、心臓にとっては低いほうが有利です。

◆ 問題となるのは後負荷が高い場合です。みなさんが心不全の時によく経験する「末梢冷感・チアノーゼ」という全身の血管が締まった状態です。血管拡張薬で後負荷を下げることで心拍出しやすい状況を目指します。

> 敗血症などの感染症のように特別な場合は問題

> 水車の手前の水路が狭すぎる状態

■ フォレスター分類による治療方針

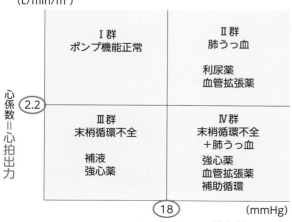

(L/min/m²)

縦軸：心係数＝心拍出力

I群 ポンプ機能正常	II群 肺うっ血 利尿薬 血管拡張薬
III群 末梢循環不全 補液 強心薬	IV群 末梢循環不全 ＋肺うっ血 強心薬 血管拡張薬 補助循環

2.2

18 (mmHg)

肺動脈楔入圧＝前負荷

 前負荷・心拍出力・後負荷の異常とその是正について、一目でわかるようにしたものがフォレスター分類だよ。

● 縦軸に心係数、横軸に肺動脈楔入圧として分類します。

● 心係数は心拍出力を、肺動脈楔入圧は左心房の前負荷を表しています。

● 治療方針を理解しやすい分類です。

循環補助機器

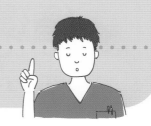

●心不全に対して、前負荷・心拍出力・後負荷の値を正常化させるように治療を行っていきます。

●心不全が高度であれば、薬剤による治療だけではどうしてもよくならない患者さんもでてきます。

●薬剤による治療だけでよくならない患者さんにおいては、その病態に応じて循環を補助する機器が必要となってくるわけです。

● 心機能をサポートする循環補助機器

【前負荷】

◆利尿薬に反応しにくい中心静脈圧の高い患者さんには、透析や持続式血液ろ過透析を用いて、強制的に除水し循環血液量を減らします。 ‥‥ CHDF

◆経皮的心肺補助装置や補助人工心臓は、脱血カニューラから血液を引き出すことで、心臓自体の前負荷を下げることができます。 ‥‥ PCPS =VA-ECMO / VAD

【心拍出力】

◆VA-ECMO や VAD に加えて、最近は IMPELLA® などが拍出力の弱った心臓の肩代わりをしてくれます。 ‥‥ p.13

【後負荷】

◆大動脈内バルーンパンピングは、心臓の収縮時にバルーンを虚脱させることで後負荷を下げるはたらきがあります。 ‥‥ IABP

◆VA-ECMO は動脈に送血しているので、心臓から駆出された血液とぶつかりあうこととなり、結果的に心臓への抵抗が高くなります。後負荷が高くなっていることは見落としがちなので、注意が必要です。

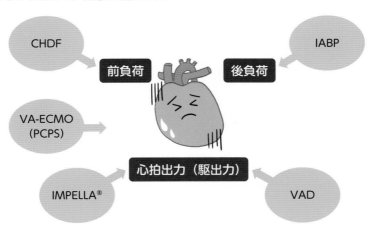

循環管理における観察ポイント

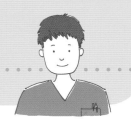

● 心不全とは、全身が必要とする血液（需要）を心臓が供給できない状態です。

● 心臓が原因となる以外に、貧血や低酸素なども供給不足という意味合いから心不全に影響を及ぼす因子となります。

● 全身で必要とされる血液の量が増大し（たとえば感染、発熱やホルモンの異常など）、相対的に供給が不足することも、心不全の原因となります。

● 心機能だけにとらわれることなく、全身の状態をしっかり把握することも重要です。

実際の臨床の場では、全身の観察がとても重要！
心不全にはいろいろな臨床症状が出てくるので、
感じ取ることが大事になるよ。

● 訴えを聴き、観察しよう

【前負荷】

◆ 右心系の前負荷が上昇すると、静脈うっ血による浮腫、体重増加に加えて食思不振や下痢などの消化器症状が出ることがあります。

◆ 右心系の前負荷が不足している場合は血圧が下がり、頻脈となります。

◆ 左心系の前負荷上昇では、肺うっ血による労作時息切れや呼吸困難、起坐呼吸がみられます。

> 頚静脈怒張や、顔面・下肢の浮腫に注意します。

> 重症になれば泡沫状、ピンク色の痰が出現し、呼吸不全となります。

【心拍出力】

◆ 心拍出量の低下は、中枢神経・心臓・腎臓・全身に影響が及びます。

【後負荷】

◆ 後負荷の増大は、血管の締まった状態で、血圧の異常な上昇、末梢冷感、チアノーゼがみられます。

■ 心拍出量低下の影響

中枢神経	心臓	腎臓	全身症状
意識障害、せん妄	頻拍、動悸、心電図変化	尿量低下、浮腫、体重増加	全身倦怠感、低血圧、四肢末梢の冷感、冷汗、チアノーゼなど

ベッドサイドでは、このような臨床症状に注意し、
見逃すことなく素早く治療を開始することが重要だよ。
治療開始後も、症状の有無で治療効果の判定にも役立つんだ。

（山﨑和裕）

2章

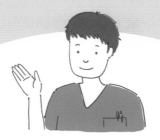

補助循環とは？
補助循環が
必要になる時

補助循環を必要とする病態

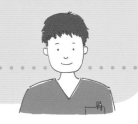

- 薬物投与など内科治療では改善されない重篤な心肺機能不全の患者さんに、一時的に心臓のポンプ機能の機械的補助を行うこと、その方法を補助循環といいます。
- COVID-19 治療で活躍している ECMO も補助循環のひとつで、この場合には主として呼吸不全に対して使用されています。

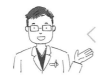

本書では、内科治療では改善しない心不全の治療に
使う機械、機械を使って行う治療について説明するよ。
まずは、心不全に対する内科治療を復習しよう。

心不全とは？

- ◆ 心不全とは、心拍出量が身体全体の組織が必要とする量よりも少ない状態を指します。
- ◆ 心不全とは状態を指す名称であり、疾患名ではありません。
- ◆ 心不全をきたす原因疾患としては、心筋梗塞に代表される虚血性心疾患や大動脈弁狭窄症や僧帽弁閉鎖不全症といった弁膜症などがあります。

▌心不全の治療の 2 本柱

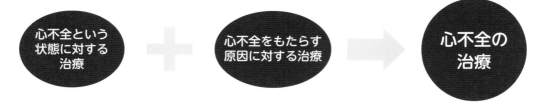

心不全の治療には、常に 2 つの柱を意識する必要があるんだ。
ひとつは心不全という状態に対する治療と、
もうひとつは心不全をもたらす原因に対する治療だよ。

● 心不全の治療（心不全に対する処置）

◆ 心不全に対する治療とは心拍出量を増やすために行う介入、処置ということになります。

◆ 同時にうっ血による呼吸困難などの自覚症状の改善を目指します。

▌ 心不全における病態の治療分類

うっ血なし 血圧・末梢循環維持 **経口心不全薬の調整**	うっ血あり、血圧上昇 血管拡張薬 ± 利尿薬 うっ血あり、血圧維持 利尿薬＋血管拡張薬 利尿薬抵抗性は透析
体液量減少（脱水） 血圧低下・末梢循環不全 輸液 循環不全が続けば 強心薬	うっ血あり、末梢循環不全 血管拡張薬 ± 強心薬 うっ血あり、 血圧低下・末梢循環不全 強心薬（血管収縮薬） 血圧維持後利尿薬 **反応がない時は補助循環**

● 心不全における病態をこのように分類把握し、内科治療を行います。

● この分類での把握が困難、あるいは不十分な場合、スワンガンツカテーテルによる評価も行います。

● 黒字：治療方針

（文献 1～3 を参考に作成）

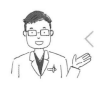

うっ血あり、血圧低下・末梢循環不全に対して内科治療を行っても反応しない時（たとえば、ドブタミン、ドパミン、ノルアドレナリンを併用しても血圧が低く、心係数も 2.0 を超えず、尿量が少ない、利尿薬に対する反応も悪い）、補助循環（＝心不全の治療に使う機械）の出番がくるよ。

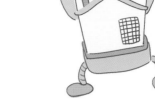

出番だ！心臓を助けるぞ！

なぜ？ なに？ ギモン解決！

Q.　どんな場合でも重症心不全になった際、補助循環が導入できる？

A.　答えは「No」です。
心不全の原因が大動脈弁逆流症である場合、補助循環導入前もしくは同時に原因に対する治療（大動脈弁置換術）を行う必要があります。未治療の大動脈解離や重症の閉塞性動脈硬化症がある場合も、そのままでは補助循環を導入できません。

● 経口心不全薬

◆ 心不全治療薬を服用している患者さんが急性心不全で入院しても、基本的に服薬の継続が勧められます。

◆ β遮断薬も、心原性ショックでなければ継続することが望ましいとされています。

コントロールが困難な低血圧、高度の徐脈、高カリウム血症、透析を要するような腎機能障害を呈している場合は、服薬の減量あるいは中止が必要となるかもしれません。

▌ 推奨度の高い経口心不全治療薬

ACE（アンジオテンシン変換酵素）阻害薬	無症状の患者も含め、禁忌を除くすべての患者に投与	エナラプリル、リシノプリル
ARB（アンジオテンシンⅡ受容体拮抗薬）	ACE阻害薬の使用が困難な患者に投与	カンデサルタン
β遮断薬	症状のある心不全患者の予後の改善を目的として投与	カルベジロール、ビソプロロール
ミネラルコルチコイド受容体拮抗薬	利尿薬、ACE阻害薬がすでに投与されていて、症状が強く、心機能の悪い患者に投与	スピロノラクトン、エプレレノン
ループ利尿薬	うっ血に基づく症状を有する患者に投与	フロセミド

● 点滴投与での薬剤

【利尿薬】

◆ ループ利尿薬（フロセミド）：肺うっ血や浮腫などの心不全症状を軽減します。

1回静脈注射で満足な利尿効果を得ることができない場合、持続静脈投与が有効な場合もあります。

【輸液】

◆ 生理食塩水、リンゲル液を投与します。

【血管拡張薬】

◆ 血圧高値、心筋梗塞、狭心症、僧帽弁逆流症のある患者さんには特に望ましいです。

◆ 硝酸薬：ニトログリセリンは肺うっ血の軽減に有効で、ニコランジルは過度の降圧をきたしにくい薬剤です。

◆ カルペリチド：特に高血圧性心疾患、弁膜症などによる心不全患者さんに良いとされています。

収縮期圧90mmHg未満の心原性ショックの患者さんには、使用を控えるべきです。

【強心薬】

◆ ドブタミン、ドパミンを投与します。

◆ PDEⅢ阻害薬（ミルリノン）：ドブタミン、ドパミンの効果が得にくい時（すでにβ遮断薬が十分に投与されているなど）に有効です。

早急に昇圧を得たい時は、ノルアドレナリンを投与します。

補助循環の種類

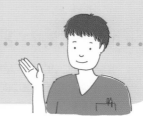

- 補助循環には、① IABP：大動脈内バルーンパンピング、② VA-ECMO (PCPS)：経皮的心肺補助、③ VAD (VAS)：補助人工心臓の3つの種類があります。
- ① IABP から③ VAD の順に身体への負担（侵襲度）が大きくなります。
- IABP は、ある程度の自己圧がないと効果がありません。
- VA-ECMO は、人工肺が組み込まれているので呼吸機能も補助します。
- VAD (VAS) は、呼吸機能を直接的には改善しません。

病態に応じた補助循環の使用

- 基本的には、急性心不全に対して薬物治療を行っても改善を認めない場合に、補助循環を使用します。
- IABP → VA-ECMO → VAD とひとつずつ順番に治療を加えていく時間的余裕がない場合は、早急に VA-ECMO を用いることがあります。
- 重症冠動脈疾患に対する経皮的冠動脈インターベンション時の補助循環として、使用されることもあります。
- 単独の補助循環では循環が維持できないような重篤な患者さんでは、IABP と VA-ECMO を同時に使用することもあります。
- IABP + VA-ECMO を使用しても心不全の状態から脱却できない場合、VAD（体外設置型）に進みます。
- IABP、VA-ECMO を開始する際は穿刺のみで使用できることが多いですが、VAD を使用するには手術室での開胸を必要とします。

> 救急外来における重度の心原性ショック、心停止に近いような状態の場合など

> percutaneous coronary intervention：PCI

> 大腿動静脈を使用することが多いです。

> 最初から VAD を使用することはほとんどありません。

IABP、VA-ECMO、VAD 以外に、IMPELLA® という新しい補助循環装置もあるよ。

▌ IMPELLA®

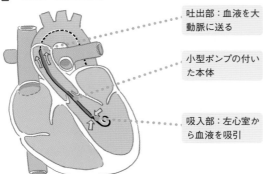

吐出部：血液を大動脈に送る

小型ポンプの付いた本体

吸入部：左心室から血液を吸引

IMPELLA® には、IABP・VA-ECMO にはない左心室から血液を脱血（左心室内の減圧）し、左心室の仕事を軽減する"Unloading（負荷をとる）"という特徴があり、今後使用例が増えると思われます。

- 非常に小型のポンプがカテーテルに内蔵されています。
- 先端に近い部分に血液の吸入部、先端から離れた部分に血液の吐出部があります。
- 大腿動脈あるいは鎖骨下動脈から刺入し、本体の先端（血液の吸入部）を左心室内に留置し、大動脈弁を介して大動脈側に血液の吐出部が位置するように配置します。

● VA-ECMO と IMPELLA® の併用

◆ VA-ECMO は大腿動脈や鎖骨下動脈から送血しますが、本来の血流の向きとは逆の血流を心臓に向けて送るため、"後負荷"が高くなってしまいます。

◆ VA-ECMO は静脈側から脱血を行うので"前負荷"の軽減に貢献しますが、VA-ECMO を使用しても左心房を介して左心室に血液が流入します。

◆ 左心室に流入した血液は心臓から拍出されるのですが、後負荷が高くなっているため、左心室から血液が拍出されにくい状態となり、結果として VA-ECMO を使用しても前負荷が高い状態になってしまうことがあります。

◆ VA-ECMO に IMPELLA® を追加することにより、心臓に対する前負荷を軽減する VA-ECMO + IMPELLA® という 2 種の循環補助を同時に行う方法もあります。

1 章参照

VA-ECMO を使用しても心不全の症状のひとつである肺うっ血が改善されない（肺動脈楔入圧が高くなる）ことがあります。

心原性ショックをきたした重症患者さんの治療に際し、VA-ECMO 単独使用に比べ、VA-ECMO + IMPELLA® の成績がよかったという報告もあります[4]。

● VAD（ventricular assist device）の種類

◆ VAD には、体外設置型 VAD と植込型 VAD とがあります。

◆ 体外設置型はポンプ（補助循環のポンプ）が身体の外に出ていて、植込型はポンプが体内に植え込まれています。

◆ 植込型 VAD にはいくつか種類があり、代表的なものを紹介します。

この装置は在宅管理（つまり自宅退院）が可能です。

【HeartMate Ⅱ™】

◆ これまで最も多く植え込まれてきた機種です。

現在心臓移植待機中の患者さんもこの機種を使用している方が最も多いと思われます。

【HeartMate3™】

◆ HeartMate Ⅱ™ の改良された機種です。HeartMate Ⅱ™ に比べ脳卒中の発症頻度が低く、機械の故障による再手術の頻度も低くなり、今後はこの機種が多く使用されると思います。

バッテリートラブル例があったことから、2021 年 7 月現在使用に制限があります。

【Jarvik2000®】

◆ 上記の 2 種に比べて小型の機種で、上記の機種を使用するには体格の小さい患者さんに使用されます。

◆ 送血を下行大動脈に行うこともできます。

▌体外設置型 VAD

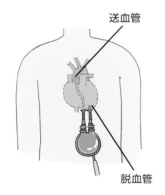

送血管

脱血管

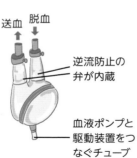

血液ポンプ

送血　脱血

逆流防止の弁が内蔵

血液ポンプと駆動装置をつなぐチューブ

駆動装置

● 駆動装置（動力源）が大きく、この装置がついている限り入院生活を要します。

▌ 植込型 VAD：HeartMate Ⅱ ™

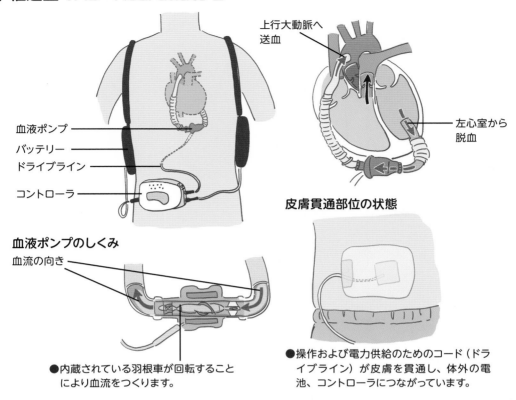

血液ポンプ
バッテリー
ドライブライン
コントローラ

上行大動脈へ
送血

左心室から
脱血

血液ポンプのしくみ

血流の向き

●内蔵されている羽根車が回転することにより血流をつくります。

皮膚貫通部位の状態

●操作および電力供給のためのコード（ドライブライン）が皮膚を貫通し、体外の電池、コントローラにつながっています。

▌ 植込型 VAD：HeartMate3™

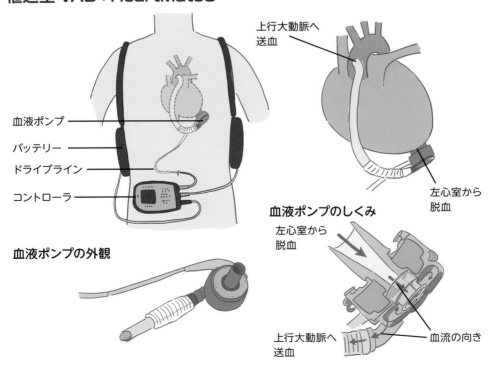

血液ポンプ
バッテリー
ドライブライン
コントローラ

上行大動脈へ
送血

左心室から
脱血

血液ポンプの外観

血液ポンプのしくみ

左心室から
脱血

上行大動脈へ
送血

血流の向き

▌植込型 VAD：Jarvik 2000®

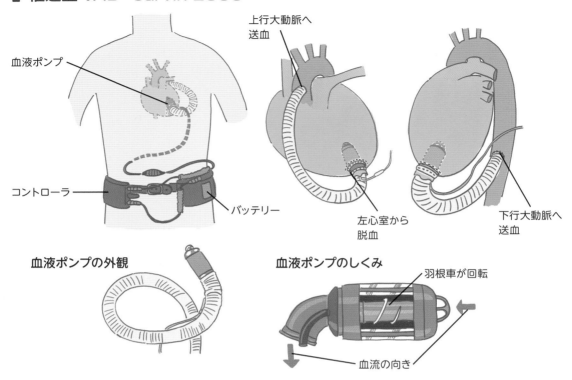

血液ポンプ

上行大動脈へ
送血

コントローラ

バッテリー

左心室から
脱血

下行大動脈へ
送血

血液ポンプの外観

血液ポンプのしくみ

羽根車が回転

血流の向き

● VAD のはたらき

◆図を見て気づいたかもしれませんが、体外設置型、植込型とも左心室から脱血を
行い、上行大動脈に送血しています。すなわち左心室のみを補助しています。

◆ VAD は左心室補助に用いることが多く、"LVAD" と呼ばれることも多いです。 ┈┈┈ L＝左心室の "左"

◆もちろん右心室を補助することもあるのでその場合は "RVAD" になります。

◆左右の心室を補助する場合は "BiVAD" と呼ばれます。 ┈┈┈ R＝右心室の "右"

◆ VAD は左心室から太い脱血管で脱血するので、前負荷を強力に軽減することが
できます。 ┈┈┈ BiVentricular Assist
Device

◆血液ポンプによる上行大動脈への送血量は、血圧（後負荷）によって違いが出ま
す。そのため、VAD を装着中の患者さんは血圧が高くならないように管理する
ことが必要です。

● VAD の適応

◆基本的には VAD の適応は、体外設置型と植込型とでは異なります。

◆体外設置型 VAD の適応疾患はほぼすべての心疾患ですが、植込型 VAD の適応 ┈┈┈ 虚血性心疾患、弁膜
疾患は心臓移植の適応となる心疾患です。 症、特発性心筋症、
先天性心疾患、心筋
◆たとえば、活動性心筋炎による重症心不全に対しては体外設置型 VAD の適応に 炎後心筋症など
はなりますが、植込型 VAD の適応にはなりません。

◆ IABP、VA-ECMO、（IMPELLA®）から離脱できず、離脱を図る間に心臓移植
申請を行い、申請が認められれば、植込型 VAD に移行しますが、心臓移植が認
められるまで時間を要すのであれば体外設置型 VAD に移行します。

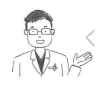 これまで植込型 VAD は基本的には心臓移植を受けるまでの橋渡し（Bridge）として、心臓移植を前提とする治療として使用されてきたよ。
最近になり、心臓移植を前提としない植込型 VAD の使用（Destination Therapy）も条件次第で認められるようになったんだ。

補助循環を必要とする患者さんのケアにおける注意点

【循環血液量の変化】

◆ 開心術後の低心拍出量症候群を起こしうる一番の原因は何かといえば、循環血液量の低下です。

◆ 循環血液量の低下の原因として考えるべきは、出血、術後の利尿、間質への水分移動です。

◆ 循環血液量が多いか少ないかの評価は、スワンガンツカテーテルで得られた中心静脈圧（CVP）や右房圧（RAP）や PAWP が参考になります。

【強心薬調整後の変化】

◆ 心不全の治療中、強心薬の増減を行います。

◆ 強心薬の増減後のバイタルサインや尿量の変化に注意しつつ、観察しましょう。

◆ 強心薬を増量する場合、医師は良い変化を期待して実施しますが、強心薬増量後の患者さんの状態の変化によっては、強心薬の増量が適切な処置ではなかった可能性もあります。

> LOS
>
> 尿量過多
>
> 医師は"サードスペースに水がにげている"といった表現をします。
>
> 循環血液量が低下すれば、CVP・RAP・PAWP は下がります。
>
> 心拍数だけが増えて、尿量が増えない、不整脈の頻度が増えるなど

なぜ？なに？ ギモン解決！

Q. 心拍数は多ければ多いほうがいい？

A. 答えは「No」です。

心拍出量（L/min）＝1 回拍出量（mL）×心拍数（回 /min）ですが、心拍数が 90/min より 150/min が良いかというと、そうではありません。

心拍数が増えると、心臓の行う仕事量が増えます。言い換えると、心筋が消費する酸素量が増えるということです。心筋が消費する酸素量があまりたくさん増えると、心筋の酸素不足（心筋虚血と表現されることもあります）を引き起こすこともあります。

徐脈に起因する心不全の治療に対して心拍数を増やす際には、100〜120/min より多くすることはありません。

─ 引用・参考文献 ─

1) Mebazaa, A. et al. Practical recommendations for prehospital and early in-hospital management of patients presenting with acute heart failure syndromes. Crit Care Med. 36, 2008, S129-S139.
2) Stevenson, LW. Tailored therapy to hemodynamic goals for advanced heart failure. Eur J Heart Fail. 1, 1999, 251-7.
3) 日本循環器学会／日本心不全学会合同ガイドライン. 急性・慢性心不全診療ガイドライン（2017年改訂版）. https://www.j-circ.or.jp/old/guideline/pdf/JCS2017_tsutsui_h.pdf（2021年8月閲覧）
4) Federico Pappalardo et al. Concomitant implantation of Impella(R) on top of veno-arterial extracorporeal membrane oxygenation may improve survival of patients with cardiogenic shock. Eur Heart Fail. 19(3), 2017, 404-12.

（金光ひでお）

3章

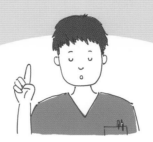

IABP はどのように心臓のはたらきを助けるの？

IABP のしくみと
はたらき

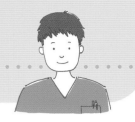

- IABP は、機械的な循環補助を必要とする際に、現在まず使用が考慮されるものです。
- 患者さんの鼠径部の大腿動脈からバルーンを挿入して、胸部下行大動脈に置き、駆動装置に連結します。
- 心電図や大動脈圧波形に同期させて、心臓の拡張期にヘリウムガスを注入してバルーンをふくらませて、収縮期にバルーンをしぼませます。

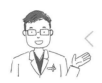

重症心不全に陥った患者さんでは、強心薬や利尿薬の投与、
人工呼吸管理などの内科的治療を行うけれど、
それらの治療によっても血行動態が維持できない場合に、
機械的な循環補助装置が必要となるよ。
そのひとつが、IABP なんだ。

● IABP (intra-aortic balloon pumping)：大動脈内バルーンパンピング、1968 年から臨床使用開始

■ IABP のしくみ

IABP が作動することにより、左心室の壁張力と酸素消費量が減少し、かつ冠動脈血流が増加します。

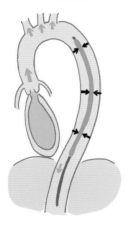

収縮期

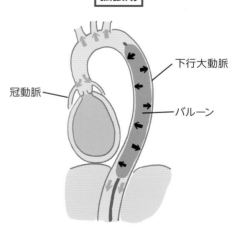

拡張期

冠動脈

下行大動脈

バルーン

- 収縮期にバルーンがしぼむことによって、後負荷を軽減します。

  心臓が楽に収縮できるようになります。

- 拡張期にバルーンがふくらむことによって、冠動脈への血流を増やし、末梢へ血液を送るためのポンプ機能をサポートします。

  冠動脈の狭窄などで心機能が不安定になっている時に威力を発揮します。

■ IABP のはたらき

❶ 拡張期圧増強 ダイアストリック・オーグメンテーション
diastolic augmentation

●心臓の拡張期に下行大動脈でバルーンを拡張させることによる効果です。

●バルーン拡張により大動脈内圧が上昇する結果、①冠動脈血流量の増加、②平均動脈圧の上昇がもたらされます。

❷ 収縮期減負荷 シストリック・アンローディング
systolic unloading

●心臓の収縮期直前に下行大動脈でバルーンを収縮させることによる効果です。

●バルーン収縮により、大動脈拡張末期圧を低下させることで、心臓は通常より低い圧で血液を拍出できるようになります。その結果、③後負荷の軽減、④心仕事量の軽減、⑤心筋酸素消費量の減少がもたらされます。

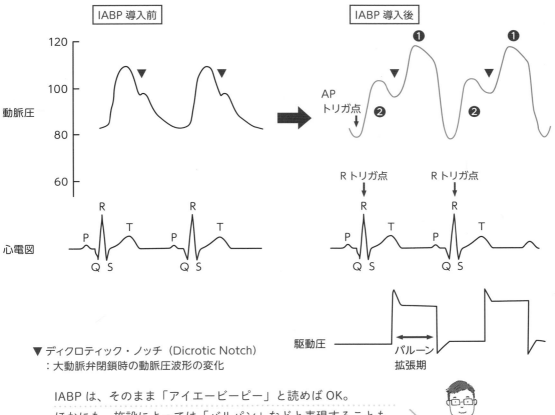

動脈圧の収縮期と拡張期の山が逆転するのがポイントです。

▼ ディクロティック・ノッチ（Dicrotic Notch）
：大動脈弁閉鎖時の動脈圧波形の変化

IABP は、そのまま「アイエービーピー」と読めば OK。
ほかにも、施設によっては「バルパン」などと表現することも
あるかもしれないね（「バルポン」とはあまり言わないよ）。

なぜ？ なに？ ギモン解決！

Q. IABP の駆動はどのくらいの間、停止できる？

A. 駆動を止めていると、バルーンに血栓がつくことが問題になります。ヘパリンの持続点滴を使用しているかどうかにもよりますが、数分程度であれば、大きな問題はない場合が多いです。

Q. 時々、IABP の駆動が数秒間止まるけれど、異常？

A. IABP は、バルーン拡張の自動調整（キャリブレーション）のために、定期的に数秒間停止することがあります。

3章　IABP はどのように心臓のはたらきを助けるの？

IABP を効果的に はたらかせるには？

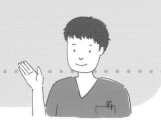

- バルーンがふくらむタイミング・しぼむタイミングは重要です。
- バルーンの位置も重要です。
- バルーンのサイズも大切です。

心臓のリズムに合うことが大切！！

【バルーン拡張】

◆ 心電図の波形をトリガーにして、そのタイミングを調整します。タイミングが適切かどうかについては、動脈圧波形を見るとよいでしょう。

◆ バルーン拡張のタイミングは、心周期の拡張期が始まる時期に一致するのが望ましいといえます。

◆ 動脈圧波形においてはディクロティック・ノッチに合わせることになります。

バルーン先端圧波形

理論的には大動脈弁閉鎖時期

【バルーン収縮】

◆ バルーン収縮のタイミングは、心収縮が始まる直前になります。

◆ 素早いバルーンの収縮による血液の吸引効果により、心臓の後負荷が減少します。

心電図上の QRS 波の直前、大動脈圧波形の立ち上がり直前

▌ IABP が効果的にはたらいている際の動脈圧の波形

動脈圧

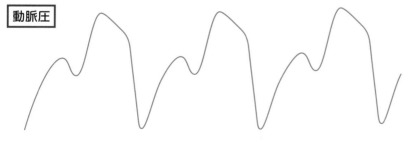

- 動脈圧波形が図のような2峰性でなければ、IABP の拡張・収縮のタイミングを調整したほうがよいことになります。

- 詳細は4章参照。

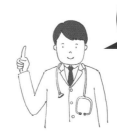

動脈圧がこのように
2峰性の波形なら、
IABP がよく効いて
いると判断できる！

● バルーンの位置も大切！！

◆ 弓部大動脈が終わって、胸部下行大動脈が始まる所のやや下（約2cm）に先端があるのが理想的な位置です。

◆ 先端の位置が下がり、バルーンが腹部大動脈の分枝まできてしまうと、腹部臓器への血流に影響してしまうため、注意が必要です。

> 先端マーカーが胸部X線画像で確認できるため、日々、位置が変わっていないか確かめることが可能です。

▊ IABP の適切な位置

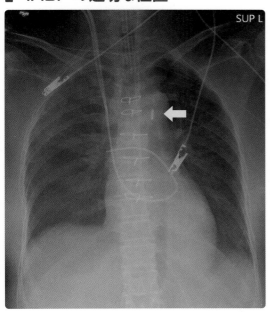

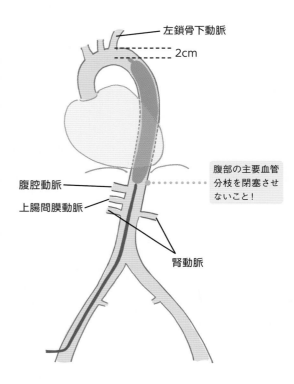

左鎖骨下動脈

2cm

腹腔動脈

上腸間膜動脈

腎動脈

> 腹部の主要血管分枝を閉塞させないこと！

● バルーンのサイズも大切！！

◆ バルーンのサイズには、体格に合わせていくつかの種類があります。

◆ おおむね165cm以上の患者さんではLサイズ（40mL）、150〜165cmではMサイズ（35mL）、150cm未満ではSサイズ（30mL）のバルーンサイズになります。

◆ ほかにもより小柄な体格の患者さん用のサイズや小児用サイズもあります。

> 小柄な日本人の体格の場合、Sサイズを使用することが多くなります。

> より小柄な人用：TOKAI 7Fr-Clear
> 小児用：めだかDL
> （株式会社東海メディカルプロダクツ）

4章で詳しいサイズ表も紹介するよ。
（p.29 参照）

IABP はどんな
患者さんに使う?

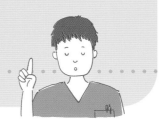

●急性心筋梗塞・急性心筋炎や、不安定狭心症などの患者さんに使用します。

▌ IABP の適応となる疾患

急性重症心不全： 急性心筋梗塞・急性心筋炎など	心臓の後負荷を減らし、ポンプ機能を助ける
冠動脈の血流低下： 不安定狭心症など	冠動脈の血流を増加させる

▌ IABP を使用できない疾患

急性大動脈解離	解離を増悪させる
胸部・腹部大動脈瘤（特に下行大動脈瘤）がある場合	塞栓症や瘤の破裂につながる
大動脈弁閉鎖不全症がある場合	心臓への逆流が増悪する
閉塞性動脈硬化症などで、腸骨動脈が狭い場合	大腿動脈からのアクセスができないため、上肢などほかからのアプローチが必要となる
大動脈などの血管内の粥腫変化が強い場合	塞栓症のリスクが高くなる

 ギモン解決！

Q. 大動脈が人工血管に置換されていたり、ステントグラフトが挿入されていたりする部分でも、IABP は使用できるの？

A. 理論的には使用可能ですが、特殊な状況であり、慎重に使用する必要があります。

 IABP は、カテーテル室で X 線画像を見て、
位置を確認しながら挿入することがほとんどだよ。
心臓血管外科の術中に必要となる場合は、経食道心エコーで、
ワイヤーやバルーンの先端の位置を確認しながら挿入するよ。

IABP 使用に
ついての注意

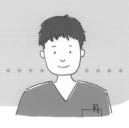

● 1週間以内の使用を目指します。
● 取り外し時は、補助を徐々に減らして、患者さんの状態を慎重に観察します。
● IABP 挿入中の患者さんの刺入部、足先の色に注意します。

どのくらいの期間使用することができる？

◆ 足の血流などに問題がなければ長期の使用も可能ですが、おおよそ1週間以内の
離脱を目指して、心臓や循環の状態をよくするように治療を行います。

◆ 使用期間が長期になる場合は、駆動装置内のヘリウムガスボンベの交換が必要に
なります。

> 3日以上駆動させる場合には、血小板減少を生じることがあるので注意が必要です。

 ギモン解決！

Q. 長期使用時はどんなことに注意すればいいの？

A. 長期に使用したり、低い頻度で駆動させたりする場合には、バルーンに血のかたまり（血栓）が付くことによる血栓症を予防するために、ヘパリンの持続点滴で血液をサラサラにすることがあります。凝固系の検査（APTT・ACT）などをチェックして、そのサラサラの程度を調整します。心臓血管外科の手術後などで、出血の懸念がある際には、ヘパリンを使用せずにしばらく経過をみる場合もあります。

どのように取り外す？

◆ 心臓の状態が回復し、循環が落ち着いてきたら、1：1のリズムで補助していた
IABP を1：2のリズムに切り替え、補助を減らします。

> 血圧・脈拍数・呼吸状態・尿量・末梢の冷感など

◆ 補助を減らす際には、全身状態を確認しつつ、スワンガンツカテーテルのデータ
や心エコー検査で心機能に変化がないか慎重に観察します。

> 肺動脈圧、中心静脈圧、心拍出量

◆ 補助を減らした状態で循環に問題がなければ、IABP を停止して、バルーンを抜
去し、15分ほどの用手圧迫にて動脈の刺入部を止血します（停止前に、1：3や
1：4のリズムで短時間様子をみる場合もあります）。

◆ 用手圧迫後、枕子とテープで6時間ほど圧迫を継続します。

収縮期の自己圧が高くなってくることも、
心機能が改善し循環状態がよくなってきたことの
ひとつの目安だよ。 ＞

● IABP挿入患者さんの観察ポイントは？

◆ 足の付け根から挿入されており、刺入部が便などで汚れないようにすることが大切です。

◆ 足の付け根の総大腿動脈から挿入されているので、腹部の動脈などが細い患者さんの場合は、足先への血流が低下する可能性があります。

> どれだけの深さで挿入されているかも気をつけるポイントです。

> 外腸骨動脈

■ IABP挿入患者さんの観察と対応

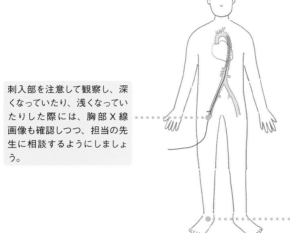

> 刺入部を注意して観察し、深くなっていたり、浅くなっていたりした際には、胸部X線画像も確認しつつ、担当の先生に相談するようにしましょう。

> 足の皮膚色が紫色になってきたり、足の先の動脈（足背動脈など）の触知やドップラー血流計の所見が悪化してきたりした際には、足の虚血が疑われますので、担当の先生に連絡しましょう。

なぜ？ なに？ ギモン解決！

Q. 刺入部からのビニールの袋はなに？

A. この袋は、後の微調整のために体外に出ているバルーンシャフトを清潔に保持しておくための保護カバーです。この袋の中であれば、いったん体外に出た本体を奥に進めて位置の微調整が可能です。なお、この袋の中やバルーンシャフトの中に血液を認めた場合には、先端のバルーンが破れている可能性があるため、担当の先生にすぐに連絡するようにしましょう。至急、バルーン交換などの対応が必要になります。

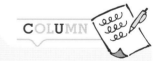

IABPの新しい製品

◆ IABPの挿入は7～8Fr（カテーテル外径2.66mm程度）のシース径が必要でしたが、最近では6Frシース（カテーテル外径1.99mm）での挿入が可能な製品（ゼオンメディカル株式会社製ゼメックス®IABPバルーンプラス6F）もあります。足からの挿入がより行いやすく、足からの挿入が難しい場合には、上肢から挿入することも可能になります。

◆ IABPは、先端のルーメンより先端圧を出すことが可能ですが、このルーメンは細いため、詰まりやすく、注意が必要です。最近では、光センサによってこの先端圧を出すことができる製品（ゼオンメディカル株式会社製IABPバルーンカテーテルMEISHU® sensor）もあります。

（川東正英）

4章

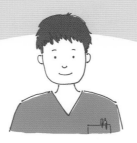

IABP の開始の
実際を見てみよう

IABP で使用する 装置を見てみよう

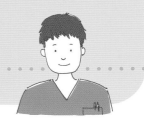

● IABP で使用する装置は、バルーンの駆動をコントロールする装置と、さまざまな機器で構成されています。

■ IAB カテーテルキット / インサーションキット

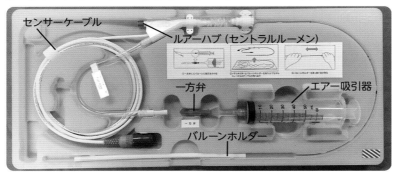

センサーケーブル
ルアーハブ（セントラルルーメン）
一方弁
エアー吸引器
バルーンホルダー

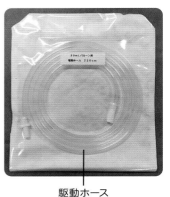

駆動ホース

0.021inch
カテーテル用
ガイドワイヤー

BP9A301-I

セルジンガー針
メス
8Fr ダイレータ

0.035inch
シース用ガイドワイヤー
延長チューブ
8Fr シース

■ IABP 駆動装置

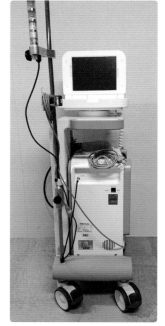

■ ヘパリン加生食 / 加圧バッグ / 圧トランスデューサ

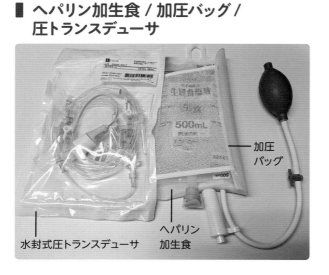

加圧
バッグ

水封式圧トランスデューサ
ヘパリン
加生食

▌ 駆動装置への接続

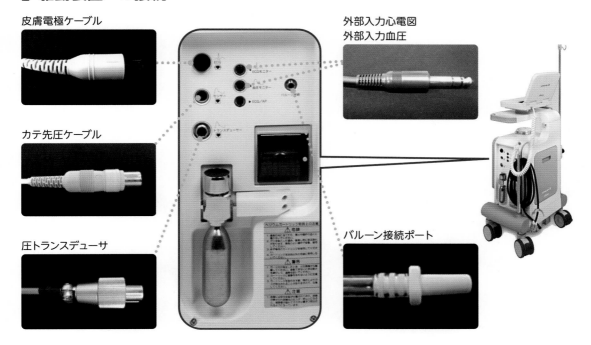

皮膚電極ケーブル

外部入力心電図
外部入力血圧

カテ先圧ケーブル

圧トランスデューサ

バルーン接続ポート

▌ バルーンカテーテルの選択

適合シース	容量（mL）	バルーンタイプ	バルーン長（mm）	適合身長の目安（cm）
8Fr	30	通常	195	145〜160
	35		225	155〜170
	40		245	165〜
7Fr	28	通常	200	145〜165
	36		250	160〜
7Fr	28	ショート	170	140〜160
	36		210	155〜

（泉工医科工業株式会社製品の場合）

● IABP のバルーンカテーテルの選択は、患者さんの身長を基準にサイズ（30〜40mL）を選択します。

● 各社からさまざまな特徴のバルーンカテーテルが販売されていますが、基本的には駆動装置と同じメーカーのバルーンカテーテルを使用します（他メーカーのバルーンカテーテルを使用するとカテ先圧センサーが使用できなくなります）。

IABP の開始操作を見てみよう

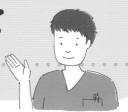

● 適切に補助が行えるように、IABP 開始に当たっては十分な注意が必要です。

⬇ 穿刺

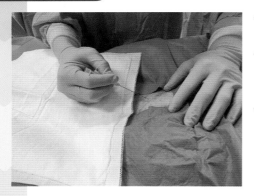

◆ IABP の挿入方法は、清潔手技で総大腿動脈を穿刺し挿入する方法が一般的です。

◆ 穿刺後、ガイドワイヤーを X 線画像で走行を確認しながら進めていき、ガイドワイヤーに沿わせて 7〜8Fr のシースを挿入します。

◆ 鼠径部からの挿入が困難な場合は、上腕から 6Fr 対応のバルーンカテーテルを挿入します。ただし、通常のバルーンカテーテルよりバルーン長が長いので注意が必要です。

⬇ バルーンカテーテルの脱気・駆動装置の接続

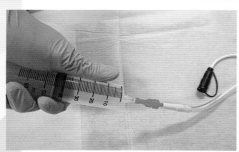

◆ バルーンカテーテルのセットアップをします。

◆ バルーンカテーテルの脱気はとても重要な作業で、一方弁を取り付け、シリンジで陰圧をかけます。これによりバルーンカテーテルをよりしぼませ、挿入をスムーズに進めることが可能となります。

> バルーンをよりしぼませること（ラッピング）が不十分だと、バルーンカテーテルが挿入困難になることがあります。

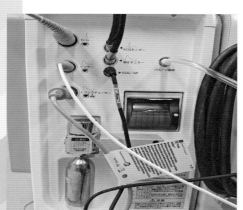

◆ 心電図・血圧信号ケーブルを駆動装置に接続します。

◆ カテ先圧センサーのケーブルと駆動用チューブを受け取り、駆動装置に接続します。

◆ 駆動装置の種類によっては、圧ゼロ調整が必要になる場合もあります。

> 血圧測定時基準となるゼロ点を測定器に認識させる操作のこと

↓ バルーンカテーテル留置

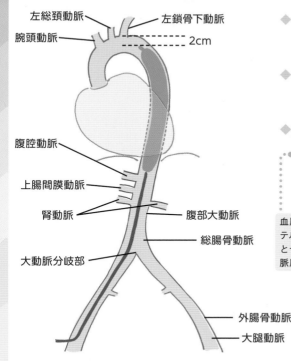

左総頚動脈
左鎖骨下動脈
腕頭動脈
2cm
腹腔動脈
上腸間膜動脈
腎動脈
腹部大動脈
総腸骨動脈
大動脈分岐部
外腸骨動脈
大腿動脈

◆ セントラルルーメンをヘパリン加生食でフラッシュした後、バルーンカテーテルを挿入していきます。

◆ バルーンカテーテル留置位置は、カテーテル先端が左鎖骨下動脈分岐部から 2cm 下の胸部下行大動脈がよいとされています。

◆ セントラルルーメンからの動脈圧モニターを必要とする場合は、圧ラインをセントラルルーメンに接続し、エア抜きを行います。

> 血圧センサーを内蔵していないバルーンカテーテルを使用する場合は、圧トランスデューサーとセントラルルーメンを圧ラインで接続し、動脈圧をモニタリングする必要があります。

4章
IABP の開始の実際を見てみよう

> 拡張しない場合は、シリンジをヘリウムガスルーメンに取り付け、何度か拡張 / 収縮を繰り返し、ラッピングを解くよ。

↓ 駆動開始

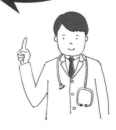

2018/01/22 12:00
♥ 90
自己圧 85
補助圧 136
最低圧 39
平均圧 92
駆動モード
オート
R波前DEF

モニター ピークス ローパス
センサ AUTO

インフ デフ
駆動中
間歇 1:1
ボリューム
ヘリウム(MPa) 12.0
バッテリー(V) INT 27.3 EXT 27.3

バッテリー残量

ヘリウムガスボンベ残量

適切な位置までバルーンカテーテルを進めたら、駆動装置を駆動させます。

◆ X 線画像でバルーンが正常な形に拡張しているか確認するとともに、バルーン内圧波形からも正常に拡張しているか判断します。

◆ バルーンカテールは強固にラッピングされているため、初動で正常に拡張してくれるとは限りません。

◆ 駆動モードは、心電図もしくは動脈圧波形が駆動装置側で認識可能ならば、一般的にオートモード（フルオートモード）から開始します。

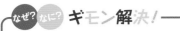

Q. センサー圧とトランスデューサ圧で何が違ってくるの？

A. IABPの効果を十分に発揮するには、バルーンの拡張/収縮のタイミングがとても重要になります。動脈圧入力信号において、一般的に水封式圧トランスデューサを介しての入力信号は約30msecの遅延が発生するといわれています。センサー圧の入力信号においては、遅延はほぼ0といわれており、ディクロティック・ノッチを正確にとらえ、より正確なタイミングを合わせるのにとても重要な役割をしているのです。

■バルーン先端圧センサー：バルーンルーメン（液体充填回路）

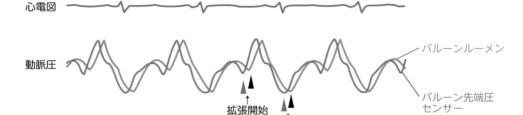

遅れ時間の差（msec）
平均 31.3
最大 59
最小 10

・▲と▲の間が約30msecとなります。

（文献1より改変）

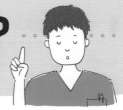

● 駆動モードってなに?

● IABP の駆動モードには、オートモード、マニュアルモード（ECG・血圧）、インターナルモード（INT）の3つがあります。

▌ 操作キー

①オートモードキー　②心電図 / 血圧波形同期キー

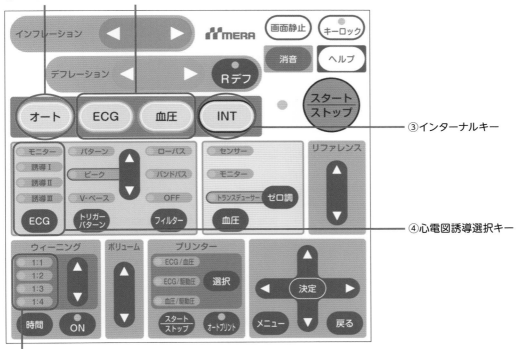

③インターナルキー

④心電図誘導選択キー

⑤アシスト比選択キー

● モードの種類と選び方

◆ ほとんどの場合、駆動モードはオートモードを優先的に使用します。バルーンの拡張 / 収縮タイミングを自動で調整し、トリガーも心電図と動脈圧を必要に応じて、自動で切り替えてくれるためです。

◆ オートモードでバルーンの拡張 / 収縮タイミングが合わない場合は、マニュアルでタイミングを合わせる駆動モードにします

◆ 最新の機種では、マニュアルモードでもトリガーバックアップ機能が付いているものがあります。

> マニュアルモードで駆動させていても、信号さえ入力されていれば、トリガーロスした場合でも、心電図⇔動脈圧と自動で切り替えてくれます。

■ モード説明

モード	機能・特徴	必要条件
オート	R波でトリガー、血圧波形でタイミング調整 自己学習機能付きセンサーオートにより 膨張・収縮タイミング自動制御（微調整可能） 不整脈などの心拍変化に有効	心電図信号 カテ先センサーバルーン
ECG	R波でトリガー 膨張収縮タイミング％制御	心電図信号
血圧	収縮期血圧の上昇値でトリガー 膨張収縮タイミング％制御 （電気メス使用時など、心電図信号に同期できない場合）	血圧信号
INT	心拍に関係なく、設定した拍動数で駆動 （体外循環中の拍動流発生など）	

なぜ？ なに？ **ギモン解決！**

Q. オートモードでうまく駆動しないのはどんな時？

A. IABPのオートモードは心電図トリガーを第一選択とし、心電図をうまく認識できない場合には動脈圧トリガーに切り替わります。しかし、脈圧差が7mmHg以下だと機械が動脈圧をうまく認識できないため、動脈圧トリガーに切り替わってもうまく駆動してくれません。IABPが挿入されている患者さんの血圧が低い場合、オートモードで自動でトリガーが切り替わるといっても、電極の取り扱いには細心の注意が必要です。

● トリガーってなに？

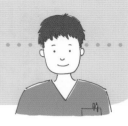

- ● IABPにおけるトリガー（同期）には、心電図トリガーと動脈圧トリガーの2種類があります。
- ● バルーンを拡張／収縮させるにあたって同期させる信号のことです。
- ● オートモードも含めて通常は心電図トリガーで駆動させます。

■ 心電図トリガー

R波をトリガー

T波下降　　P波終点

拍動タイミング

- ● 心電図トリガーはR波を駆動装置側が認識し、バルーンを同期させます。
- ● P波、T波は電位が低いので認識することは通常はありません（まれにT波を認識することもあります）。
- ● 拡張期はT波の下降時点、収縮期はP波の終点です。

あくまで心電図上での決め打ちになるので、タイミングの調整が必要になるよ。

■ 動脈圧トリガー

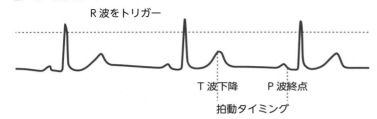

拡張末期圧からの
上昇値（7mmHg以上）
にて同期

脈圧差が低い（7mmHg以下）、あるいはない

- ● 動脈圧トリガーは拡張末期圧からの圧上昇値で同期させます。

拡張　　　　拡張

収縮　　　　収縮

拍動タイミング　拍動タイミング

▲ ディクロティック・ノッチ

- ● 血圧が極端に低い場合だと同期が不可能になります（VA-ECMO併用時の定常流など）。

なぜ？ なに？ ギモン解決！

Q. バルーンの拡張／収縮タイミングはどうやって合わせるのが一番正確なの？

A. マニュアルモードにおいては、操作者がタイミングを合わせなければなりません。心電図、動脈圧トリガーともに、駆動しただけでは拡張／収縮タイミングはずれたままです。そこで重要になってくるのが動脈圧波形です。可能ならばディクロティック・ノッチ（大動脈弁の閉鎖信号）を見つけ、動脈圧を見ながらバルーンの拡張／収縮タイミングを合わせるのが一番正確です。

補助効果の見るべき
ポイント

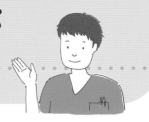

- IABPの効果を発揮するためには、適正なタイミングで駆動させなければなりません。
- IABP本体のディスプレイ画面に表示される波形を参考に、補助効果を確認しましょう。

IABPのディスプレイ画面

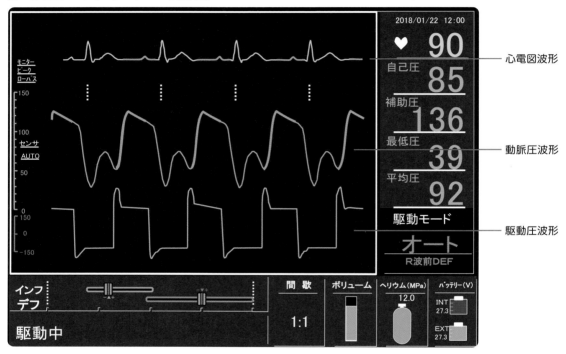

2018/01/22 12:00

♥ 90 ……… 心電図波形
自己圧 85
補助圧 136
最低圧 39 ……… 動脈圧波形
平均圧 92
駆動モード
オート ……… 駆動圧波形
R波前DEF

モニター
ピーク
ローパス

150
100
センサ
AUTO
50
0
150
0
−150

インフ
デフ
駆動中

間歇 1:1
ボリューム
ヘリウム(MPa) 12.0
バッテリー(V) INT 27.3 EXT 27.3

なぜ？ なに？ ギモン解決！

Q. バルーンの留置位置、サイズ、トリガータイミング、装置に問題はないのに補助効果が得られないのはなにが原因？

A. 生体側の要因から補助効果が得られない場合があります。
- ・循環血液量が少ない（人工心肺離脱後など）
- ・末梢血管抵抗が弱い
- ・血圧が低すぎる（IABPの限界を超えている）
- ・血圧が高すぎる（自己圧が150mmHg以上）

▌ 正常に補助効果が得られている時の動脈圧波形 （2峰性：低い山→浅い谷→高い山→深い谷）

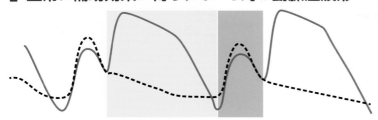

> ┈┈┈：動脈圧波形
> ───：IABP 使用中の波形

バルーン拡張
バルーン収縮

▌ ２つの山の間に谷がない→バルーン拡張のタイミングが早い

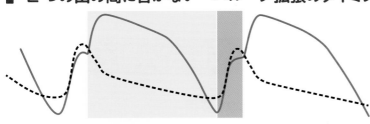

● 心収縮とバルーン拡張が重なる→心負荷・心筋酸素消費量が増大し、心拍出量は減少します。

▌ ２つの山の間の谷が深い→バルーン拡張のタイミングが遅い

● 冠血流の増加効果が減ります。

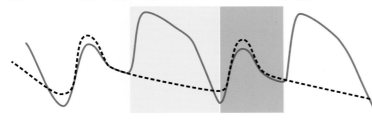

▌ 最後の深い谷が早くみられ、次の低い山へきれいにつながらない →バルーン収縮のタイミングが早い

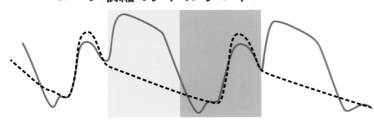

● 心拍出の仕事量の軽減が少なくなります。

● バルーン収縮による大動脈圧の低下による冠血流・頚動脈からの逆流→心筋虚血や脳虚血を誘発させる可能性があります。

▌ 最後の谷が浅い→バルーン収縮のタイミングが遅い

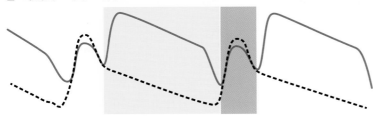

● 心拍出とバルーンがぶつかる→心負荷・心筋酸素消費量が増大し、心拍出量は減少します。

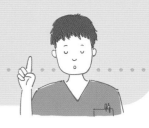

駆動中の代表的なアラーム

- IABP の駆動装置やバルーンなどでトラブルが発生すると、十分な補助効果が得られません。
- バルーン内圧波形などから、異常を早期に発見し、適切に対処しましょう。

カテーテルの折れ曲がり、バルーン内圧過大

カテーテルの折れ曲がり、バルーン内圧過大の要因と対処

考えられる要因	対 処
IABP カテーテルまたは駆動チューブの折れ曲がり	折れ曲がりの有無を確認する。体内であれば確認が困難なこともある
バルーンが完全に開ききっていない	手動でバルーンを拡張・収縮させる。破損の有無の確認

正常な駆動圧波形

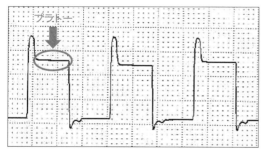

カテーテルの折れ曲がりやねじれで閉塞することを「カテーテルキンク」ともいうよ。

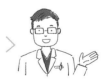

折れ曲がり発生時の内圧波形

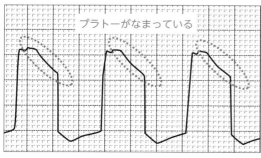

内圧過大の図

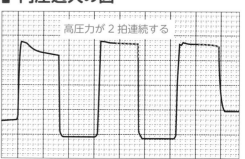

- ヘリウムガスが十分にバルーンに送られていないと、駆動圧波形は縦方向に伸びるように変化し、バルーンの完全膨張を示すプラトーも消失します。

ヘリウムガスリークアラーム

■ ヘリウムガスリークアラームの要因と対処

考えられる要因	対　処
バルーンの穿孔	駆動チューブ内に血液が確認された場合は駆動を停止し、速やかにバルーンを抜去する
バルーンが完全に開ききっていない	手動でバルーンを拡張・収縮させる
IABPカテーテル、駆動チューブの折れ、つぶれなど	折れ、つぶれがないか確認する
駆動装置内部の漏れ	駆動装置の交換

■ 手動でバルーンを拡張・収縮

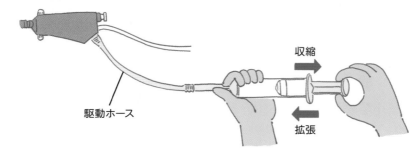

駆動ホース

収縮

拡張

■ ヘリウムガスリークアラーム時の駆動圧波形

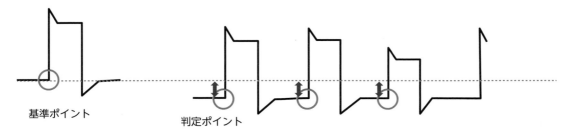

基準ポイント

判定ポイント

●バルーン内圧波形の基準ポイントを毎拍参照し、基準ポイントよりベースラインが下回っています。

■ チューブ内の飛沫状の血液

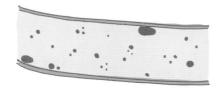

ヘリウムガスリークアラームは、
孔の開き具合やバルーンの膨らみ具合、
血液の侵入状況などによって
警報が必ず鳴るとは限らないよ。
穿孔の早期発見のためにも、
駆動チューブに飛沫状の血液などがないか、
定期的に確認しよう。

4章

IABPの開始の実際を見てみよう

その他のアラーム

その他のアラームの要因と対処

その他のアラーム	考えられる要因	対処・確認ポイント
トリガー不良アラーム	トリガーに使用している生体信号が適正に入力されていない	・各入力信号の確認 ・電気メス使用時は血圧トリガーを使用する
ヘリウムガスボンベアラーム	ヘリウムガスボンベ内の残圧が低下している	・ヘリウムガスボンベのバルブの開栓 ・ガス残量が少なければボンベを交換する
バッテリー電圧低下アラーム	内蔵バッテリー電圧の低下	・電源プラグを電源コンセントに差す ・再駆動ができない時は手動でバルーンを拡張・収縮させる
電源異常アラーム	電源コンセントからの電源供給が途絶えている	・電源コンセントへの差し込みの確認 ・電源コンセントの断線が疑われる→コンセントの交換、もしくは駆動装置の交換

 ギモン解決！

Q. オートモード駆動時での優先トリガーが心電図なのはなぜ？

A. 血圧波形はダイレクトにバルーンの拍動の影響を受けます。波形変化によってバルーンの拡張／収縮のタイミングがずれる恐れがあり、それによりトリガーロスが生じてしまう可能性があります。駆動をより安定させるために、心電図トリガーが優先されるシステムとなっているのです。

 ギモン解決！

Q. 臨床現場においてバルーンの拍動タイミングのずれが生じやすい一番の原因は？

A. 心電図トリガー、動脈圧トリガーともにバルーンの拍動タイミングがずれてしまう一番の原因は、入力されている信号の不整です。体動などの原因で信号が乱れると、タイミングもずれやすくなります。不整脈としては心房細動が一番の原因となります。IABP が留置されている患者さんが心房細動の場合、注意して観察することが重要です。

引用・参考文献

1) FUKUOKA, H. センサー内蔵型バルーンの血圧波形とその有用性. 循環器科. 48(1), 2000, 77-8.

（中ノ上太祐／沈 志華）

5章

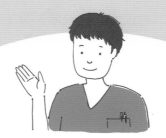

IABP の合併症を
知ろう！

出血・血腫

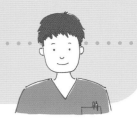

●カテーテル留置時や留置中におもに刺入部からの出血、刺入部位の血管損傷、血腫が起こる可能性があります。

血液のたまりやかたまりができること

●刺入部からの出血、皮下血腫とその拡大、穿刺部周囲の硬結、貧血の進行、重篤な場合は出血性ショックなどがあります。

血圧低下、頻脈

● なぜ起きる？

◆挿入時の血管損傷、留置血管刺入部の拡大、抗凝固薬・抗血小板薬の使用、全身状態の変化や長期留置による血小板・凝固因子減少による出血傾向などが原因となります。

カテーテル刺入部、皮膚、皮下組織

● どう対応・予防する？

◆刺入部を頻回に観察し、皮下血腫や出血の有無に注意しましょう。
◆出血や血腫がある場合は、ガーゼ汚染の有無と程度、皮下血腫の大きさ、色調、皮膚の硬結などを評価し、処置の必要性を判断します。
◆血液検査結果の推移にも注意が必要です。
◆出血が持続するようなら、圧迫や外科的処置、輸血、抜去や穿刺部位の変更が必要な場合もあります。

ヘモグロビン値、ヘマトクリット、血小板数、プロトロンビン時間（PT）、活性化部分トロンボプラスチン時間（APTT）

貧血の是正、凝固因子や血小板の補充

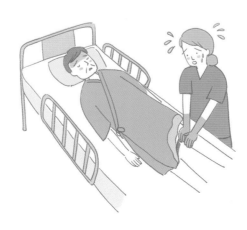

● 仮性動脈瘤

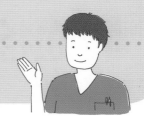

どんな合併症？

●バルーンカテーテル留置中、抜去後、挿入箇所の止血が不完全であると、血腫ができ、瘤状となる可能性があります。

どんな症状？

●刺入部の腫脹の拡大、疼痛、拍動性腫瘤（はくどうせいしゅりゅう）があります。
●出血・血腫と同様の症状を呈します。

● なぜ起きる？

◆カテーテルの抜去のあと、十分に止血が得られていないと血管の壁が完全に修復されず血管周囲に血腫を形成します。
◆血腫の内側にさらに出血すると、周囲組織をともなった拍動性腫瘤となります。

● どう対応・予防する？

◆血管エコーなどで評価しつつ圧迫すると、止血が得られる場合があります。
◆血腫が大きい場合や圧迫のみでは止血が困難である場合、外科的止血術が必要です。

▌ カテーテル抜去部の仮性動脈瘤

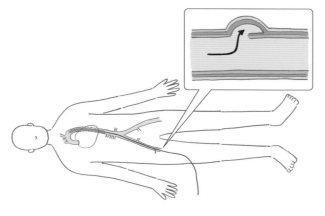

なぜ？ なに？ **ギモン解決！**

Q. IABP カテーテル留置の禁忌はある？

A. 重症大動脈弁閉鎖不全症と胸部大動脈瘤、大動脈解離は病状の悪化、大動脈の損傷が強く危惧されるため禁忌となります。胸部・腹部大動脈の蛇行や腸骨動脈、総大腿動脈の閉塞性動脈硬化症、凝固機能異常のある場合は慎重な検討が必要です。

● 血栓・塞栓症

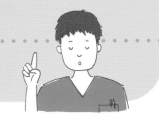

どんな合併症？

血管内に異物が入るため周囲に血餅ができ、血栓となります。

- バルーン、カテーテルが原因で血栓や塞栓を生じることで起こる合併症です。

血管壁などの異物が血流で流され、末梢の臓器などの血流をせき止めることがあります。

どんな症状？

- 血栓塞栓の起こった臓器により異なります。
- 下肢の脱力、腎機能低下、腹痛、下肢の疼痛や神経障害などがあります。

● なぜ起きる？

- ◆ バルーンカテーテルへの異物反応として周囲に血栓が生じたり、あるいはバルーンの刺激で血管壁の粥腫が飛散することがあります。
- ◆ 粥腫が血流によりその末梢の臓器に流され、塞栓症を発症します。

動脈硬化によって血管内にコレステロールや細胞などが集まり、おかゆのようなかたまりを作ります。

● どう対応・予防する？

- ◆ 血栓形成とその治療に関連した所見は、影響を受けた臓器やその範囲によって異なります。
- ◆ 抗凝固療法やバルーンカテーテルの抜去も考慮されます。

必要があれば血栓除去術などの手術も考慮されます。

■ 血栓塞栓部位と症状

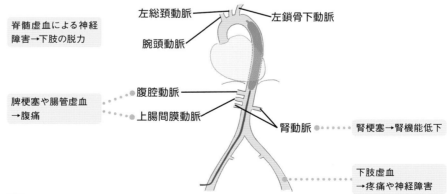

脊髄虚血による神経障害→下肢の脱力

脾梗塞や腸管虚血→腹痛

左総頚動脈　左鎖骨下動脈
腕頭動脈
腹腔動脈
上腸間膜動脈
腎動脈　腎梗塞→腎機能低下
下肢虚血→疼痛や神経障害

なぜ？ なに？ ギモン解決！

Q. 抗凝固療法は必要？

A. 通常、IABPカテーテル留置および作動のみでは抗凝固療法は行いません。血栓症が危惧される場合は、血栓予防のために抗凝固療法を併用することもあります。IABP離脱時に抗凝固療法を行うこともあります。開胸術後で出血が危惧される場合など、病状に応じて行わないケースもあります。

● 感　染

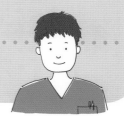

どんな合併症？

● IABP はカテーテルなので、皮膚を貫いている部位から感染を起こすことがあります。

> 細菌が血流に乗り、さまざまな臓器で新たな感染を起こします。

> 感染が重篤になり全身で炎症が起こり、血圧低下（循環不全）や多臓器不全から命が脅かされる状況です。

どんな症状？

● 発熱、局所の発赤、腫脹、疼痛、局所の膿や滲出液などがあります。

● 血液検査で白血球数、CRP（C 反応性たんぱく）などが上昇し、菌血症や敗血症に至る場合もあります。

● なぜ起きる？

◆ カテーテル挿入部で皮膚が本来の防御機能を保てない場合や、心不全や長期臥床などのために免疫力が低下している場合、感染を起こしやすくなります。

◆ 大腿動脈からの刺入が多いため、便や尿による挿入部の汚染なども原因となり得ます。

> 心不全治療は長期臥床を強いられることも多く、低栄養、廃用症候群などから易感染状態（感染症になりやすい体の状態）となります。

> カテーテルは皮膚外より刺入され、血管内（血液）につながっています。皮膚によって本来体内に入らない細菌などが体内に入り、感染を引き起こしやすい状況になっています。

● どう対応・予防する？

◆ 清潔環境の維持に努めます。定期的な刺入部の観察、消毒、清潔操作などにより菌の混入を最小限にします。

◆ 感染した場合は、清潔環境の維持の徹底や抗菌薬の投与、カテーテルの抜去、刺入位置の変更を考慮します。

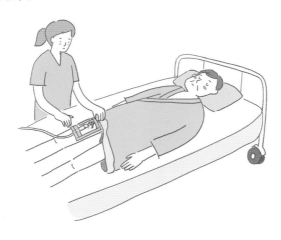

臓器虚血・下肢虚血

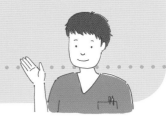

どんな合併症?

- 大動脈のバルーンにより血管が閉塞され、血液がそこから先へ流れにくくなり、その先の臓器や部位で障害が起こることがあります。

挿入部よりも末梢の下肢動脈の閉塞による症状

どんな症状?

- 閉塞する部位によりさまざまな症状が起こります。
- 左手や腹腔内臓器の血流障害、下肢動脈の脈拍触知低下、脈拍・血圧の左右差、冷感、しびれなどの症状があります。

なぜ起きる?

- バルーンが大動脈の分枝を閉塞して血行障害をきたします。
- バルーンカテーテル挿入側の下肢の動脈は、カテーテルがあるために血管内腔が小さくなることで血流が低下または途絶し、下肢虚血が生じます。

下肢の色が赤(青)紫から白色に変わると、虚血性変化を疑います。壊死になると暗紫から黒色になります。

どう対応・予防する?

- バルーン先端が弓部分枝を閉塞する場合と、バルーンの側壁が腹部分枝を閉塞する場合などが考えられます。
- 経食道心エコーや胸部X線画像を参考にして、バルーンの位置を適切な部位に調整します。
- 大腿動脈からカテーテルを挿入している場合、下肢虚血の可能性があり、下肢の色調や、脈拍の確認が重要です。

カテーテルの先端位置やバルーンサイズの把握が必要です。

■ バルーンによる大動脈分枝閉塞

バルーンが深すぎる場合

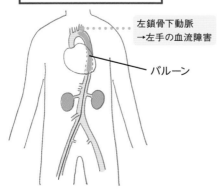

左鎖骨下動脈
→左手の血流障害

バルーン

●バルーン先端が弓部分枝を閉塞する場合があります。

バルーンが浅すぎる場合

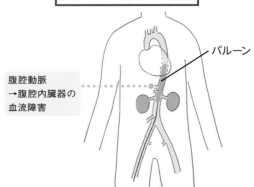

バルーン

腹腔動脈
→腹腔内臓器の血流障害

●バルーンの側壁が腹部分枝を閉塞する場合があります。

バルーン破裂による ガス塞栓

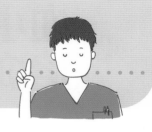

どんな合併症?

● カテーテル挿入時や留置中にバルーンが破損する合併症です。

> バルーン破損の発見が遅れると、血液が凝固し、バルーンが血管から抜けなくなることがあります。

どんな症状?

● バルーン内圧の異常やカテーテル内への血液混入があります。
● IABPによる血圧のオーグメンテーション圧が変化し、IABPによる補助循環効果が減ります。

● なぜ起きる?

◆ 大動脈内膜の石灰化部位との接触による損傷、バルーンの折れ曲がりによる材質疲労、バルーン挿入時の損傷などが原因となります。

● どう対応・予防する?

◆ 血液の混入があった場合は、速やかにカテーテルの抜去が必要です。
◆ 抜去困難な場合は、無理をせず外科的処置を検討します。

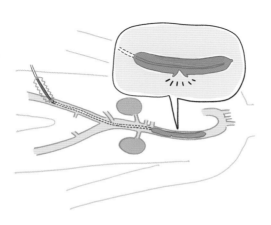

血小板減少・貧血・溶血

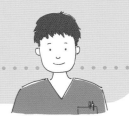

どんな合併症?

● IABP施行中に血小板や赤血球が減少することがあります。

出血の持続は貧血の原因になります。

どんな症状?

● 出血傾向、貧血などを生じることがあります。

なぜ起きる?

◆ バルーンカテーテルの動きやバルーンカテーテルなどの異物に接することにより、赤血球や血小板が物理的に損傷します。
◆ 赤血球は溶血し、貧血となります。
◆ 血小板は減少し、出血傾向の原因となります。

どう対応・予防する?

◆ 血液検査、尿の色調、カテーテル刺入部の出血などに注意します。
◆ 必要に応じて赤血球、血小板の補充を考慮します。

赤血球数、ヘモグロビン値、ヘマトクリット、血小板数、凝固機能、LDH（乳酸脱水素酵素）、ビリルビン

溶血や血尿

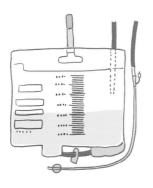

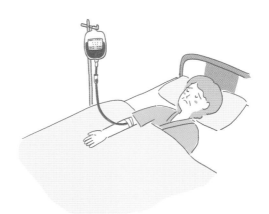

（武田崇秀）

6章

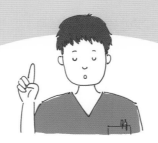

IABP 挿入患者の
看護はこうする！

IABP の位置ずれを予防しよう

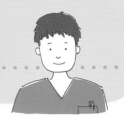

- 全身清拭や体位変換などの際に、患者さんの体が動くことで IABP の位置がずれる可能性があります。
- IABP の適切な位置は、バルーンの先端が左鎖骨下動脈から 2～3cm 下であり、位置がずれると適切な補助ができなくなります。また重要な臓器への血流が妨げられることがあります。
- シースや IABP 本体の固定を確認し、長さを計測して、位置ずれの予防に努めましょう。

▌IABP の固定方法と長さの確認方法

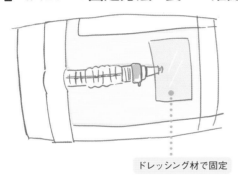

ドレッシング材で固定

- シースと IABP 本体がそれぞれ縫合糸で皮膚に固定されていることを確認しましょう。
- シース刺入部にはドレッシング材を貼付し、保護スリーブと本体の接続部は布テープなどを貼付して、固定性を高めましょう。
- IABP 本体の固定は、膝上までにしましょう（膝下へ固定すると、膝が曲がることで、本体が引っ張られる可能性があります）。
- 以下の距離を測定し、長さが変わっていないことを確認しましょう。
  ① シースの固定部とデバイス本体の固定部の間の距離
  ② シースの皮膚刺入部から保護スリーブまでの距離

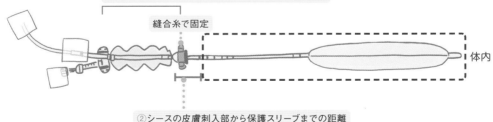

① シースの固定部とデバイス本体の固定部の間の距離

縫合糸で固定

体内

② シースの皮膚刺入部から保護スリーブまでの距離

▌IABP 用のシース刺入部断面

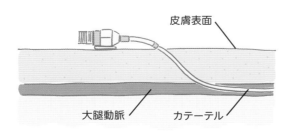

皮膚表面

大腿動脈　カテーテル

- IABP を挿入するには、まず大腿動脈を穿刺してシースを挿入します。
- 皮膚表面から血管までの距離は 2～3cm あります。

● IABP 位置ずれ予防のためのケアのポイント

◆毎日の観察で、以下の点を確認しましょう。

□ IABP 本体やシースの固定は緩んでいませんか？
□保護スリーブ（ビニールの袋に覆われた部分）の長さは変わりありませんか？
□シースの皮膚刺入部からの長さは変わりありませんか？

◆全身清拭や体位変換の際には以下の点を心がけましょう。

□ IABP 以外にもモニターや点滴、ドレーンなどの留置物が多いため、必ず 2 人以上で行いましょう。
□その際、留置物が引っ張られないように十分な余裕があるか確認しましょう。
□体を動かす時は互いに声を掛け合い、一気に体を動かさずにゆっくり丁寧に行いましょう。
□人員に余裕があれば、一人は IABP の留置されている側の足を持ち、IABP が抜けないように注意しましょう。
□ケア後は、デバイスの位置が変わっていないか刺入部などを常に確認する習慣をつけましょう。

◆胸部 X 線画像で、バルーンの先端位置を確認することも重要です。

IABP 留置側の下肢だけ動かないようにしておけば
いいわけじゃないよ。
反対側の下肢も大きく動くようなら、
IABP 位置ずれの可能性はある！
特に膝が曲がり、股関節部分が動くような大きな動きには
注意しよう。

なぜ？なに？ **ギモン解決！**

Q. IABP 挿入中にはギャッジアップ制限があるのはなぜ？

A. 正しく固定されていても、体を起こすと、屈曲によってバルーン先端位置がずれる可能性があるためです。ギャッジアップ角度を 15〜30°までにして管理することが一般的ですので、各施設での基準を確認しましょう（参考：京都大学医学部附属病院 ICU では、ギャッジアップ角度を 20°までに制限しています）。

6 章

IABP 挿入患者の看護はこうする！

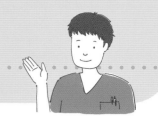

患者さんの体の ここを見よう

- 四肢のチアノーゼや血色不良に注意しましょう。特に IABP を留置している足の末梢の動脈血流異常を見逃さないようにしましょう。
- 易出血状態に注意し、早期の出血傾向を見逃さないようにしましょう。
- 腹部の状態を注意深く観察し、腸管虚血などの徴候を見逃さないようにしましょう。

IABP の合併症の早期発見には、看護師の観察が不可欠！
ここでは、看護師の目線で見てほしいポイントについて
説明するよ（合併症の詳細は 5 章参照）。

四肢のチアノーゼや血色不良：末梢の動脈血流異常を見逃さないようにしよう

- 左右の橈骨動脈の拍動に左右差がないか、両上肢でむくみや冷感、血色に差はないか、チアノーゼがないかを確認しましょう。
- 下肢も上肢と同様に状態に差がないかを確認しましょう。特に IABP 留置側は、血流が悪くなりやすいので注意が必要です。足背動脈や後脛骨動脈がしっかり触れているかを数時間ごとに確認しましょう。

IABP のバルーンが上側にずれると、左鎖骨下動脈分岐部がバルーンでふさがれてしまいます。

動脈触知が困難な場合は、ドップラー血流計を使用しましょう。

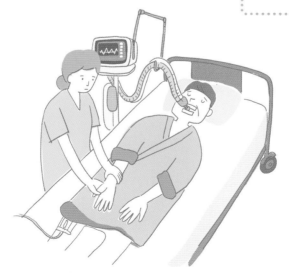

なぜ？ なに？ **ギモン解決！**

Q. 手先や足先の血流が途絶えるとどうなるの？

A. 血流が途絶えてしまうと、およそ 6～8 時間で神経・筋肉・皮膚と順番に虚血性壊死が進行していきます。そのため、異常時はすぐに医師に報告しましょう。

● 易出血状態：早期の出血傾向を見逃さないようにしよう

◆ IABP 留置中は、血栓形成予防のためヘパリンを使用することがあります。

◆ 血小板減少や溶血などの現象が起きている場合は、出血徴候に注意が必要です。

◆ 心不全による肝機能障害が進行し、凝固機能に異常が出ていれば出血徴候はさらに顕著となり、予想以上に出血しやすくなります。

> 普段のケアで出血を起こす可能性があります。

▌ 出血傾向の観察ポイント

● 各留置物の刺入部から出血していないか

● 皮膚に今までなかったような紫斑がみられていないか

● 口腔粘膜や鼻腔粘膜などの組織の弱い部分からの出血がないか　など

なぜ？ なに？ ギモン解決！

Q.　どうすれば出血傾向の強い患者さんの出血を予防できるの？

A.　粘膜から出血しやすいので、口腔ケアを行う場合はできるだけ柔らかい毛先のものを使いましょう。柔らかいスポンジなどを使うのもお勧めです。

吸引にも注意が必要です。特に鼻腔吸引は鼻腔内の構造が複雑であり、容易に出血するため、必要最小限にとどめましょう（参考：京都大学医学部附属病院 ICU では、このような患者さんの鼻腔吸引は原則行わないことにしています）。

また、留置物が直接触れると容易に皮下出血や水疱を形成するため、留置物と皮膚を接触させないような工夫が大切です。

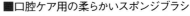

■ 口腔ケア用の柔らかいスポンジブラシ

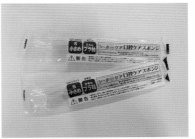

● 腹部症状：腸管虚血の徴候を見逃さないようにしよう

◆ IABP の位置が下方にずれた場合、腹腔動脈や上腸間膜動脈などへの血流が低下する可能性があります。

◆ IABP のバルーンに血栓が付着した場合、その血栓による塞栓症が起こる可能性もあります。

◆ 腸管虚血の徴候がないか、注意して観察しましょう。

◆ 腹痛などの自覚症状の有無、腹部の張り・腸蠕動音・排ガスなどの身体所見の有無に注意しましょう。

これらの動脈は腸管に血液を送っているため、初期の症状として腸蠕動音の減弱や腹部緊満に注意しましょう。

もし腹痛や腹部緊満があればすぐに医師に報告しましょう。

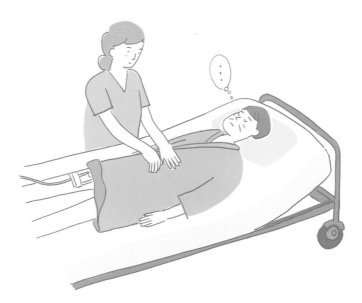

尿量の確認も大事だよ。
腎動脈の血流が悪くなれば尿量が低下するからね。
採血で、腎機能が悪化していないかも確認しよう。

なぜ？ なに？ ギモン解決！

Q. 腸管の虚血が起こるとどうなるの？

A. 虚血から粘膜脱落、消化管壊死、さらには消化管穿孔などの重篤な合併症を起こします。下血が起きた時には要注意です。急激にアシドーシスが進行することもあります。必要に応じて試験開腹や消化管切除を行うこともあります。

ケアを行う前に確認しよう

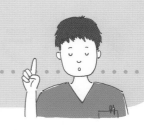

全身清拭や体位変換など、ケアをする前に大切なことは、
今の状態で患者さんを動かしてもよいのかをまず考えることだよ。

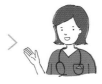

ケアをする前に確認しよう

◆ IABP 留置中の患者さんは心不全の状態なので、体を動かすことで予想以上に循環動態に悪影響を及ぼすことがあります。

◆ 各モニターのパラメーターを指標に循環動態を評価しますが、経時的にみて改善傾向なのか、悪化しているのかという視点をもちましょう。

◆ 改善傾向でも心不全の程度が悪ければ、さらに回復を待って体を動かしたほうがよいのではないかと考えることも必要です。

◆ どのような循環動態で、何のケアを実施したか、その結果どの程度、循環動態に影響したかを評価する習慣をつけましょう。そうした習慣をつけることでケアを行うかの判断の精度が高まり、より安全に患者さんの看護を行うことができるようになります。

もし循環動態が悪化した場合でも、次回どこまでのケアが可能なのかを判断する指標にしましょう。

判断に迷ったら、先輩の看護師や医師に確認しよう！
循環動態を注意深くアセスメントしてケアを行っても、
循環動態が大なり小なり変化することは
実際の現場でよくあるということは知っておこう。

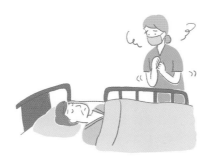

● トラブル時の対応

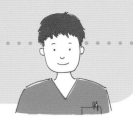

● 普段から IABP の安全確認を行おう

◆ IABP に不具合が起これば、患者さんの循環動態が悪化し、急変対応が必要になることがあります。

◆ IABP に不具合が生じると、安全装置で IABP が停止する場合もあります。そのような場合、①患者さんの状態を把握する、②応援を呼ぶ、③不具合の原因を究明するなどの対応を迅速に行いましょう。

◆ 普段から IABP の安全確認を行い、緊急時のトラブルシューティングを迅速に行えるようにしましょう。

◆ IABP の画面のアラームについて、あらかじめ理解しておくことも重要です。

アラームと対処法：
4 章参照。

急変対応が必要となる場面では、
熟練の看護師でも緊張し、あせるもの。
日頃の安全点検でいざという時に備えよう。

▌ IABP 装着中の安全チェックリスト

①IABP本体が無停電電源のコンセントに直接つながっているか
②駆動装置と駆動チューブの接続に緩みはないか
③心電図、動脈圧モニターラインの接続は確認したか
④心電図の電極が体からはがれないようにテープで補強されているか（心電図トリガーの場合）
⑤駆動装置に直接接続された心電図波形を認識する設定になっているか（心電図トリガーの場合）
⑥ヘリウムガスの残量はあるか
⑦IABP本体やシースの固定は適切か
⑧保護スリーブ部分に屈曲はないか
⑨IABPカテーテル内に血液の混入はないか

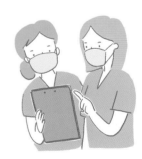

● トラブルが起きた場合、患者さんのここを見よう！

◆ IABP の不具合の多くの場合は、IABP のアラームが鳴ります。

◆ IABP のアラームが鳴った際には、まず IABP の画面のアラーム表示を確認しましょう。

◆ IABP の不具合が疑われた際に、血行動態を評価するには、動脈血圧（ABP）と心拍数（HR）を確認しましょう。IABP のはたらきが不十分であれば、IABP による拡張期の血圧上昇がみられなくなります。

◆ スワンガンツカテーテルが挿入されていれば、心拍出量（CO）・心係数（CI）・混合静脈血酸素飽和度（$S\bar{v}O_2$）などの値が低下していないかを確認しましょう。また、肺動脈圧（PAP）が上昇していないかも確認しましょう。

◆ 覚醒下であれば、患者さんの意識レベルも確認しましょう。

◆ IABP 本体やシースの固定の状態や深さも確認しましょう。

このような不具合は IABP のアラームが鳴る場合がほとんど。
アラームに対する原因検索と対応を
並行して行う必要があるよ。

なぜ？ なに？ **ギモン解決！**

Q. IABP の不具合はすべてアラームが鳴るの？

A. 位置やタイミングのずれはアラームが鳴らないため、注意が必要です。対処方法として、オーグメンテーション圧のアラーム値を適切に設定しておくとよいでしょう。

どのアラームにも注意が必要ですが、「ガス漏れ検知アラーム」に特に注意しましょう。IABP が自動的に停止します。カテーテル内に血液や血栓が認められる時にはバルーンの破損を疑います。カテーテル内が凝血すると、抜去できず手術で取り除かないといけない場合もあります。また、抜去後、再留置の可能性も高く、先の行動を考えて動く必要があります。IABP の緊急抜去の手順や、IABP 再留置の手順を理解しておきましょう。

● すぐに応援を呼ぼう

◆ IABP に不具合が生じ、安全装置で IABP が停止した場合、急を要するので、近くの看護師などに声をかけ、すぐに医師や臨床工学技士を呼びましょう。

◆ 近くに人がいなければ大きな声で呼んだり、ベッドサイドの緊急用コールを押しましょう。

> ベッドサイドから離れず患者さんのそばにいることが大切です。

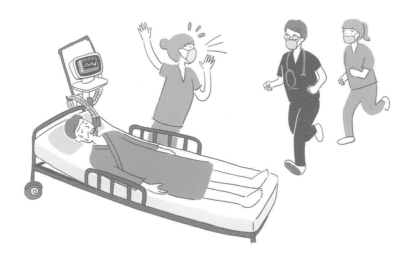

6章
IABP 挿入患者の看護はこうする！

● 急変対応に備えよう

◆ IABP が正常に作動しない状況が続き、循環動態が悪化する場合は、投与中の循環作動薬（カテコラミンなど）を増量したり、新たな薬剤を追加したりする場合があります。

◆ 循環が不安定になると、致死性の不整脈が出現する可能性もあるため、救急カートと電気的除細動器（DC）を準備するようにしましょう。

看護師は患者さんの循環動態に注意し、医師の指示に従い行動しましょう。

発作性心房細動（PAF）や上室頻拍（PSVT）などの上室性不整脈、心室頻拍（VT）や心室細動（VF）など

なぜ？ なに？ **ギモン解決！**

Q. はじめて IABP の患者さんを担当。急変対応できるか不安…どうしたらいい？

A. 先輩看護師でも不安を感じるものです。トラブルシューティングの予習は必要ですが、勤務開始前にリーダーや他のベッド担当の看護師に不安な気持ちを伝えておきましょう。また、自分がまだ急変対応に慣れていない旨を伝えておくことも大切です。急変時は、記録など自分にできる役割を行いながら、先輩看護師の動きから学びましょう。

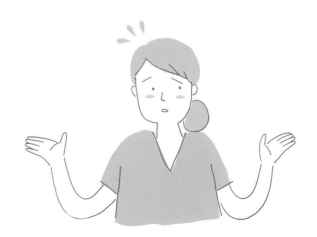

IABP 挿入中の 呼吸管理を知ろう

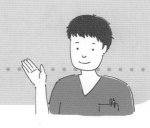

- 心不全状態では、肺うっ血や胸水貯留の影響により、呼吸苦が生じ、起坐呼吸の症状がみられることがあります。
- IABP 挿入中は体位の制限があり、体を起こすのが難しいため、呼吸苦から安静が保てなくなる可能性があります。
- 呼吸苦が強いと不穏状態になり、さらに安静が保てなくなるという悪循環に陥ってしまうため、呼吸管理を適切に行い、呼吸苦を和らげることが重要です。

循環動態だけでなく、呼吸状態にも注意しよう。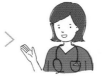

▌ IABP 挿入中の呼吸苦への対応

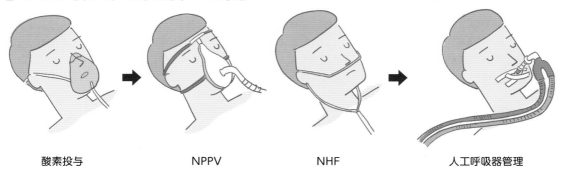

| 酸素投与 | NPPV | NHF | 人工呼吸器管理 |

- 酸素投与で呼吸苦が改善しなければ、非侵襲的陽圧換気療法（NPPV）や高流量鼻カニュラ酸素療法（NHF）などを用いて呼吸を補助します。
- それでも困難な場合は気管挿管を行い、人工呼吸器管理とする必要があります。
- IABP 留置中でも可能な範囲で体位変換を行い、少しでも無気肺の予防や改善に努めることが大切です。

IABP 留置中の苦痛を緩和しよう

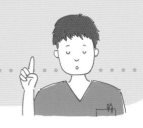

- IABP 留置中は IABP 留置自体にともなう痛みや床上安静による苦痛、心不全による倦怠感や息苦しさなどさまざまな症状がみられます。
- 患者さんは痛みにより不穏状態になりやすく、安静が保てず IABP の位置ずれを起こす可能性が高まります。
- 患者さんの状態を適切にアセスメントし、不穏状態などによる不意の位置ずれの予防に努めることが大切です。

患者さんの苦痛を取り除くためのケアのポイント

【気管挿管による人工呼吸管理下の IABP】

- 鎮静や鎮痛が適切に行われているかを正確に評価し、気管吸引などの侵襲的処置で不意にカテーテルを留置している側の足が曲がらないよう注意が必要です。気管吸引刺激で強い咳嗽反射や下肢の屈曲が起こらないような鎮痛・鎮静が理想です。
- 急性期で循環が安定しない場合は、全体的に鎮静薬や鎮痛薬の投与量を少なくせざるをえないことも多いので、予防的に IABP 留置側の下肢の抑制を行いましょう。
- 不意に下肢が動いてから抑制を行うのではなく、もし動いてしまった時に IABP が抜けないように先手を打つことが大切です。

狭心症や急性心筋梗塞で冠動脈バイパス術を受けた場合

少なくとも処置の数時間前までの患者さんの状態に変化がなかったかどうか把握しておきましょう。

■ 介助補助手袋 (名称：リジャスト・グローブ；アルケア株式会社製)

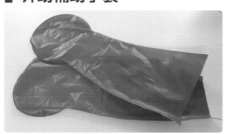

- 衛生に配慮した使い捨てタイプのグローブで、安静臥床中の患者さんの体位変換などの際の除圧に有用です。

【覚醒下の IABP】

◆ 安静臥床にともなう苦痛や、下肢を動かさないことによる苦痛に配慮する必要が
あります。

◆ IABP の位置ずれにともなう合併症について説明しても、患者さんの協力を得ら
れない場合もあるため、各施設の基準に則り適切に鎮静を行うことも必要です。

> 経皮的冠動脈インターベンション（PCI）などのカテーテル治療を受けた場合は、覚醒下に IABP が留置されていることが多いです。

> せん妄を起こすこともあります。

■ 覚醒下に IABP 装着中の患者さんの状態

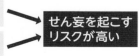

ベッド上での制限による
精神的なストレス → せん妄を起こす
リスクが高い

患者さんが高齢である場合 →

■ IABP 留置中のアセスメント

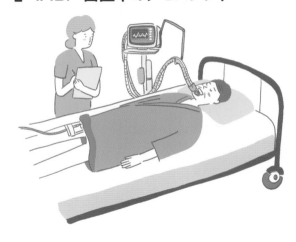

> 人工呼吸器装着中は C-POT、覚醒していれば NRS など、患者さんにあった鎮痛評価スケールを使用しましょう。

● 痛みの程度を評価しましょう。

● 鎮静評価スケール（RASS）を用いて、鎮静の程度を評価しましょう。

● せん妄評価スケールを用いて、せん妄状態にあるかを評価しましょう（京都大学医学部附属病院 ICU では CAM-ICU を使用しています）。

▍C-POT

項　目	説　明		スコア
表　情	緊張なし	リラックス	0
	しかめる、眉間のしわ、こわばる、筋肉の緊張	緊張	1
	上記に加えて、強く眼を閉じている	顔をゆがめる	2
体の動き	動かない	動きなし	0
	ゆっくり慎重な動き、痛いところを触ったり、さすったりする	抵抗	1
	チューブを引き抜く、突然立ち上がる、体を動かす、命令に応じず攻撃的、ベッドから降りようとする	落ち着きなし	2
人工呼吸器との同調（挿管患者）または発声（挿管していない患者）	アラームがなく、容易に換気	同調	0
	アラームがあるが、止んだりもする	咳嗽はあるが同調	1
	非同期：換気がうまくできない、アラーム頻繁	ファイティング	2
	通常のトーンで会話	通常の会話	0
	ため息、うめき声	ため息、うめき声	1
	泣きわめく、すすり泣く	泣きわめく	2
筋緊張	受動的な動きに抵抗なし	リラックス	0
	受動的な動きに抵抗あり	緊張、硬直	1
	受動的な動きに強い抵抗あり、屈曲・伸展できない	強い緊張、硬直	2

（文献 1 より）

- C-POT：Critical-Care Pain Observation Tool
- NRS 同様、痛みを客観的にとらえるためのスケールです。表の 4 項目の合算で痛みを評価します。3 点以上は積極的に鎮痛をはかります。人工呼吸器使用中の患者さんにも有用です。

▍NRS

```
0   1   2   3   4   5   6   7   8   9   10
痛みなし                      考えられるなかで
                              最悪の痛み
```

- NRS：Numerical Rating Scale
- 患者さんが感じる痛みを客観的にとらえるためのスケールです。
- 1〜3 を軽度、4〜6 を中等度、7〜10 を高度とし、中等度以上の痛みは積極的に鎮痛をはかります。

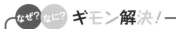
ギモン解決！

Q.　なぜ鎮痛や鎮静、せん妄の評価にスケールが必要なの？

A.　正確かつ客観的に評価できるからです。正しく測定すれば主観や経験則で誤った評価をする可能性が低くなります。その結果、患者さんの苦痛を最小限にし、IABP 留置中の患者さんを安全に看護できることにつながります。

■ RASS

スコア	用　語	説　　明	
+4	好戦的な	明らかに好戦的な、暴力的な、スタッフに対する差し迫った危険	
+3	非常に興奮した	チューブ類やカテーテル類の自己抜去、攻撃的な	
+2	興奮した	頻繁な非意図的な運動、人工呼吸器ファイティング	
+1	落ち着きのない	不安で絶えずそわそわしている、しかし動きは攻撃的でも活発でもない	
0	意識清明な落ち着いている		
−1	傾眠状態	完全に清明ではないが、呼びかけに 10 秒以上の開眼およびアイ・コンタクトで応答する	呼びかけ刺激
−2	軽い鎮静状態	呼びかけに 10 秒未満のアイ・コンタクトで応答	
−3	中等度鎮静	呼びかけに動き、または開眼で応答するがアイ・コンタクトなし	
−4	深い鎮静状態	呼びかけに無反応、しかし身体刺激で動くまたは開眼	身体刺激
−5	昏　睡	呼びかけにも身体刺激にも無反応	

（文献 2 より）

- ●RASS：Richmond Agitation-Sedation Scale
- ●鎮静のレベルを評価するためのスケールです。鎮静薬を適切に使用するために有用です。

■ 日本語版 CAM-ICU フローシート [3]

〔古賀雄二．せん妄の評価；1）CAM-ICU を使用したせん妄の評価①．看護技術．57（2），2011，35．より転載〕

- ●CAM-ICU：Confusion Assessment Method for the Intensive Care Unit
- ●集中治療室でのせん妄の早期発見のためのスクリーニングツールです。RASS と組み合わせることで、これまで発見が難しかったせん妄の早期発見にも役立ちます。

6章

IABP 挿入患者の看護はこうする！

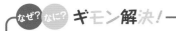

なぜ？なに？ ギモン解決！

Q. 人工呼吸器装着中はどの程度の鎮静・鎮痛を目指せばいいの？

A. 通常、日中で覚醒をうながす場合は RASS が－1から0（傾眠から意識清明で落ち着いている状態）、C-POT は 3 点以下（3 点以上で強い痛みと評価するため）を目指しています。IABP 留置下では鎮静のレベルももう一段強化したほうがよいでしょう。当院では RASS － 3 以下をひとつの目安にしています。－2 でも問題ありませんが、その場合は不意に下肢を動かす可能性が高くなるため、下肢の抑制を考慮します。

■ 京都大学医学部附属病院 ICU で使用している CAM-ICU シート

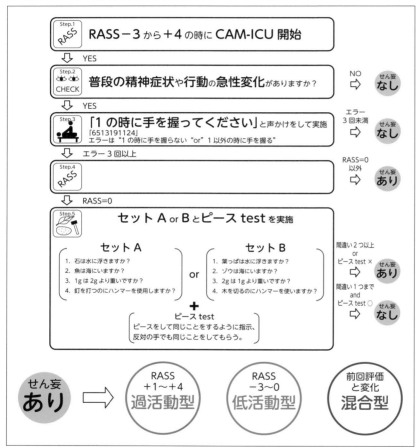

（文献 3 を参考に作成）

なぜ？ なに？ ギモン解決！

Q. 覚醒中の IABP 留置中の患者さんの苦痛についてどんなことに配慮すればいい？

A. 身体的な苦痛だけでなく、精神的な苦痛を緩和する工夫をしてください。たとえば、床上安静で動けないので、音楽や TV 鑑賞などは精神的な苦痛の緩和に有用です。食事がとれる場合はギャッジアップ制限があるため、おにぎりなど食べやすい形に工夫することも大切です。

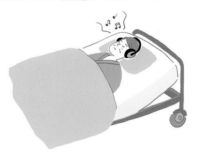

身体的な苦痛としては、腰痛などを起こしやすいので腰の下にタオルを敷いたり、温罨法などを行うことなど工夫が必要です。苦痛とせん妄の評価を適切に行い、必要であれば鎮痛薬だけでなく鎮静薬も併用することで、苦痛の緩和と安全の確保につながります。

引用・参考文献

1) Gélinas, C. et al. Validation of the critical-care pain observation tool in adult patients. Am J Crit Care. 15, 2006, 420-7.
2) Kress, JP. et al. Sedation in the mechanically ventilated patient. Crit Care Med. 34, 2006, 2541-6.
3) 古賀雄二. せん妄の評価；1) CAM-ICU を使用したせん妄の評価①. 看護技術. 57 (2), 2011, 35.
4) 向原伸彦監修. はじめての補助循環. 大阪, メディカ出版, 2013, 112p.
5) 四津良平監修. IABP・PCPS・ペースメーカ・ICD看護マスターブック. ハートナーシング秋季増刊. 2012, 224p.
6) 四津良平監修. ナースのための補助循環マニュアル. ハートナーシング秋季増刊. 2002, 248p.
7) 夛田覚. IABP装着中の看護のポイント. 重症集中ケア. 16 (5), 2017, 25-30.

（北尾健太郎）

6章

IABP 挿入患者の看護はこうする！

7章

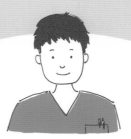

VA-ECMO は
どのように心臓の
はたらきを助けるの？

PCPS と ECMO の 違いとはたらき

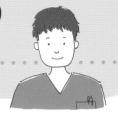

- PCPS という用語は日本では一般的ですが、世界的には ECMO という用語が一般的で PCPS という用語はあまり使われません。
- ECMO には VA-ECMO と VV-ECMO という 2 種類があり、VA-ECMO と PCPS は同じ装置を示します。
- ECMO とは、静脈血を体外に誘導し、血液の酸素化と二酸化炭素の除去を行った後、動脈あるいは静脈に返血する心肺補助装置です。

▌ ECMO の種類

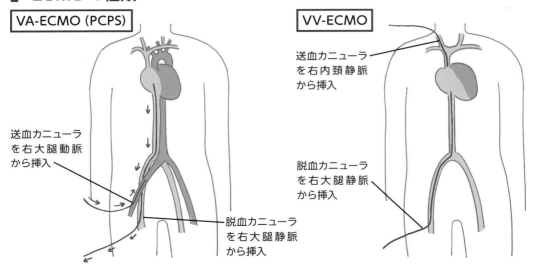

VA-ECMO (PCPS)

送血カニューラを右大腿動脈から挿入

脱血カニューラを右大腿静脈から挿入

VV-ECMO

送血カニューラを右内頚静脈から挿入

脱血カニューラを右大腿静脈から挿入

- ECMO とは、遠心ポンプを用いて脱血管（脱血カニューラ）から脱血後、血液が膜型人工肺を通る時に血液中の酸素と二酸化炭素を交換することで血液の酸素化を行い、酸素化血を送血管（送血カニューラ）から動脈あるいは静脈に返血する心肺補助装置です。
- PCPS：percutaneous cardio-pulmonary support、ECMO：extra corporeal membrane oxygenation、V：veno（静脈）、A：arterial（動脈）

● VA-ECMO のはたらき

- ◆静脈脱血 - 動脈送血で呼吸不全時の呼吸補助に加え、心機能が悪い場合などの循環補助目的で使用されます。

● VV-ECMO のはたらき

- ◆静脈脱血 - 静脈送血で呼吸補助目的のみに使用されます。
- ◆新型コロナウイルス感染症重症患者さんで、心機能は問題なく呼吸不全だけの場合、VV-ECMO の適応となります。

VA-ECMO 回路の特徴

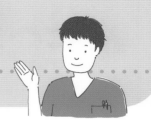

- ● VA-ECMO 回路の送血カニューラは、大腿動脈から挿入するのが一般的です。
- ● VA-ECMO 回路の脱血カニューラは、右大腿静脈から挿入するのが一般的です。

▌ VA-ECMO 回路とカニューラ挿入部位

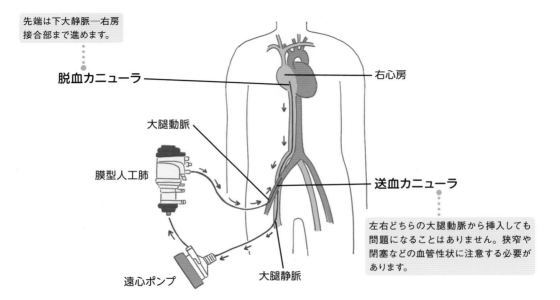

先端は下大静脈─右房接合部まで進めます。

脱血カニューラ

右心房

大腿動脈

膜型人工肺

送血カニューラ

左右どちらの大腿動脈から挿入しても問題になることはありません。狭窄や閉塞などの血管性状に注意する必要があります。

遠心ポンプ

大腿静脈

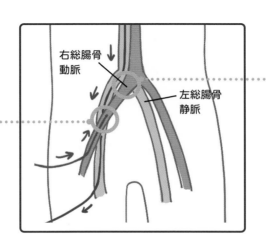

右総腸骨動脈

左総腸骨静脈

左総腸骨静脈の上を右総腸骨動脈が乗り越えているため、左大腿静脈にカニューラを挿入した場合、ここで血管損傷を起こす可能性があります。

ここでも動脈と静脈が交差しますが、左と比べると血管損傷の危険性は低いです。

● ECMO の適応

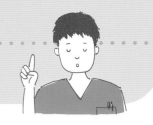

● 薬物治療や人工呼吸器では治療困難な心不全や呼吸不全があり、人工的に心肺機能を
サポートしないと生命維持ができない、かつ治療により改善する見込みがある患者さ
んが、ECMO の適応です。

▌ 心不全の重症度と補助循環の適応

Profile	INTERMACS/ J-MACS 分類	状　態	デバイス
1	重度の 心原性ショック	静注強心薬の増量や機械的補助循環を行っても血行動態の破綻と末梢循環不全をきたしている状態	IABP VA-ECMO IMPELLA®* 体外設置型 VAD**
2	進行性の衰弱	静注強心薬の投与によっても腎機能や栄養状態、うっ血徴候が増悪しつつあり、強心薬の増量を余儀なくされる状態	IABP VA-ECMO IMPELLA®* 体外設置型 VAD** 植込型 LVAD**
3	安定した 強心薬依存	比較的低用量の静注強心薬によって血行動態は維持されているものの、血圧低下、心不全症状の増悪、腎機能の増悪の懸念があり、静注強心薬を中止できない状態	植込型 LVAD**
4	安静時症状	一時的に静注強心薬から離脱可能であり退院できるものの、心不全の増悪によって容易に再入院を繰り返す状態	植込型 LVAD**を検討

*循環補助用心内留置型ポンプカテーテル　**補助人工心臓　　　　　　　　　　　（文献 1〜3 を参考に作成）

● 重症心不全の指標のひとつに J-MACS 分類というものがありますが、その分類のなかで Profile 1 の心原性ショック
に陥った病態、Profile 2 の強心薬静注下でも循環動態が増悪していく状態が ECMO の適応と考えられます[1]。

▌ VA-ECMO の適応

- ● 開心術後に人工心肺から離脱困難な状態
- ● 急性心筋梗塞後の急性循環不全や繰り返す心室頻拍・細動
- ● 劇症型心筋炎
- ● 心不全の急性増悪
- ● PCI*や心大血管手術時の補助
- ● 急性肺血栓塞栓症による循環不全
- ● 心肺停止に対する緊急心肺蘇生

など

*percutaneous coronary intervention：経皮的冠動脈インターベンション

VA-ECMO を使用することで救命できても、VA-ECMO 離脱後に生命予後が不良の患者さんは、適応から外れるよ。

■ VA-ECMO の適応に注意が必要な状態

回復の可能性が少ない状態

●回復の見込みのない脳障害
●回復の見込みのない心不全で、心移植や補助人工心臓の適応ではない患者
●悪性腫瘍終末期　など

合併症の危険が高い状態

●抗凝固療法の禁忌患者
●急性／慢性大動脈解離
●高度大動脈弁閉鎖不全
●多臓器不全　など

●悪性腫瘍末期の状態など予後不良な状態は適応外となります。

●VA-ECMO 使用時には抗凝固療法が必要となるため、抗凝固療法が禁忌の患者さんには使用できません。

●大動脈解離では解離腔を広げてしまう可能性があるため、使用が難しい場合があります。

●中等度以上の大動脈弁閉鎖不全がある場合は、VA-ECMO を使用することで大動脈弁閉鎖不全が増悪し、左心室の過伸展により心筋ダメージをきたすため、VA-ECMO に注意する必要があります。

なぜ？ なに？ ギモン解決！

Q. VA-ECMO を使用していたら、心臓は止まらない？

A. VA-ECMO により酸素化血が冠動脈へ流れるので、心臓は動きつづけます。しかし、VA-ECMO の血流が多いと "後負荷が高くなる、つまり心臓から血液を送り出しにくくなる" ので、心臓の動きが悪くなる原因になります。また、多臓器不全をきたすと電解質異常などから心停止となりえます。

● 遠心ポンプのはたらき

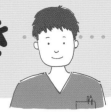

●人工心肺装置で使われるポンプには遠心ポンプとローラーポンプの2つがありますが、一般的にECMOでは遠心ポンプが使われます。

■ 遠心ポンプの血液の流れ

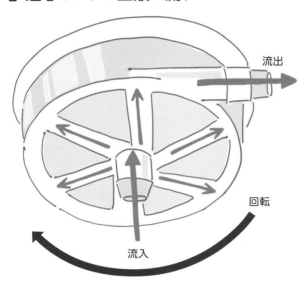

流出

回転

流入

● ECMOも人工心肺装置も、ポンプによって血液の送脱血を行います。

●遠心ポンプは血球の損傷が少ないため、長時間の使用が可能となります。

● ECMOは閉鎖回路であり、回路内への空気混入により空気塞栓などの重篤な合併症の危険性があります。遠心ポンプは大量の空気混入の危険性が少ないため、安全に使用できます。

●遠心ポンプのほうが無理な送血圧がかからず、回路破損の危険性が少ないなどの利点があります。

■ 遠心ポンプの長所と短所

長　所	短　所
●大量の空気混入の危険性が少ないため安全に使用できる ●無理な送血圧がかからず回路破損の危険性が少ない ●回路チューブの摩擦がないため、血球の損傷（溶血）が少なく長時間の使用が可能である	●循環血液量（前負荷）や血圧（後負荷）により流量が変化しやすい ●正確な流量がわからないため、流量センサーが必要となる

なぜ？なに？ギモン解決！

Q. ECMOと人工心肺の違いは？

A. 人工心肺装置はECMOと違い、血液を貯めておく部分（貯血槽）があり、血液が大気に触れています（開放型回路）。そのため、手術中に出血しても吸引装置で血液を貯血槽に戻し送血カニューラから体内へ戻すことができるので、大量出血しても対処できる構造になっています。

ECMOは血液が回路内のみを流れ空気と触れることがない構造（閉鎖回路）で、人工心肺装置と比べコンパクトとなっており、開胸することなく短時間で経皮的にカニューラを挿入し使用することが可能なため、救急外来などにおける蘇生手段としても使われています。

膜型人工肺のはたらき

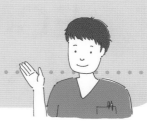

● 膜型人工肺により静脈血を酸素化することができ、遠心ポンプによる循環補助だけでなく、呼吸補助も可能です。

▌膜型人工肺の酸素化のしくみ

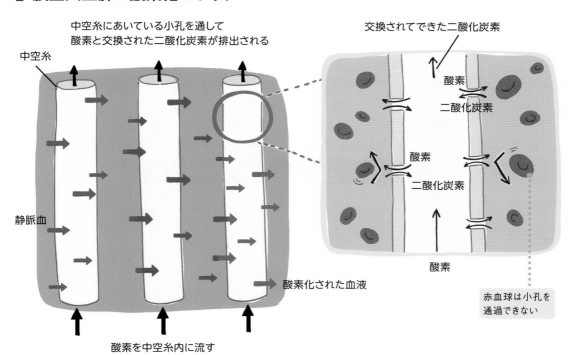

中空糸にあいている小孔を通して
酸素と交換された二酸化炭素が排出される

交換されてできた二酸化炭素

中空糸

酸素

二酸化炭素

静脈血

酸素

二酸化炭素

酸素化された血液

酸素を中空糸内に流す

酸素

赤血球は小孔を
通過できない

● 膜型人工肺の内部は、中空糸を束ねた構造でできています。

● 中空糸は、空洞となっている非常に細い糸です。

● 中空糸内の空洞に酸素を流し中空糸の外側に血液を流すことで、血液中の酸素と二酸化炭素の交換が可能となります。

● 中空糸の膜表面には非常に小さい孔があいており、この小孔を通して酸素と二酸化酸素のガス交換を行います。小孔は非常に小さいため血球成分が中空糸内部に漏れ出すことはありません。

ECMO 機器使用の リスクと注意点

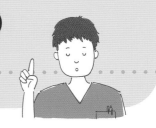

● ECMO を使用する患者さんは、重篤かつ生命の危機的状態にあります。
● ちょっとしたミスや少しの見落としで、生命の危機につながる可能性があるので細心の注意を払いましょう。

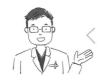

ECMO を使用する患者さんは重篤かつ生命の危機的状態にあるので、起こりうる合併症を理解することが患者ケアにつながるよ。

■ ECMO（VA-ECMO および VV-ECMO）の死亡率と合併症の頻度

ECMO の死亡率と合併症（95% CI）		
死亡率	全体	54%（47〜61%）
	ECMO 補助中	45%（42〜48%）
	ECMO 離脱後	13%（11〜15%）
合併症	人工肺不全（人工肺の交換を必要とした）	29%（26〜32%）
	溶血	7%（5〜9%）
	出血（手術部、刺入部、気管支など）	33%（30〜36%）
	消化管出血	18%（15〜21%）
	誤嚥性肺炎	5%（3〜7%）
	細菌性肺炎	33%（30〜36%）
	中枢神経障害	8%（6〜10%）
	播種性血管内凝固症候群（DIC）	5%（3〜7%）
	下肢虚血	10%（8〜12%）
	肝機能不全	16%（13〜19%）
	透析を必要とする腎不全	52%（49〜55%）
	敗血症	26%（23〜29%）
	静脈血栓症	10%（5〜15%）

（文献 4 より改変）

● 表は、ECMO を使用した患者さんについて、過去の論文報告を集計したものです。

● ECMO を使用せざるをえない患者さんは超重症例が多いため、合併症も多岐にわたります。

● 膜型人工肺では内外の温度差により結露が生じ、人工肺不全（人工肺での酸素化効率の低下）をきたしてしまうため、一時的に酸素流量を上げ結露を吹き飛ばしたり、ヒーターなどで加温したりすることで結露の予防を行います。

● ECMO 機器の特徴とケアのポイント

◆ ECMO は閉鎖機器のため、空気が入る可能性のある部分の回路（三方活栓など）に注意を払う必要があります。

◆ 送血・脱血カニューラが少し屈曲するだけでも循環補助機能が低下するため、体位変換によりカニューラが屈曲しないように細心の注意が必要です。

◆ 全身状態が悪い患者さんが多く、体位変換も容易ではないため、褥瘡予防が非常に大切です。

◆ 下痢など大量の排便により便汚染をきたす可能性があるため、送脱血刺入部を常に清潔に保つことを心がける必要があります。

◆ 刺入部はもちろん気管・鼻腔吸引でも出血する可能性があるため、十分注意が必要です。

◆ 下肢動脈触知の有無、下肢の冷感・チアノーゼ、皮膚の色調を定期的に観察し、虚血が疑われた場合は早急に対処する必要があります。

> 万が一回路内に空気が入ってしまうと、送血路では空気による塞栓症をきたし、脱血路ではエアブロックによる脱血困難となります。

> カニューラの固定部位に皮膚トラブルが起こりやすいです。

> ECMO 施行中は、血栓形成を防ぐために抗凝固療法を行っています。

> 大腿動脈から送血カニューラを入れている場合は下肢への血流が悪くなる可能性があります。

ECMO は頻回に使用される装置ではないので、
非常に難しいように感じるかもしれないね。
でも、ECMO の原理を理解すればどのような点に
注意すべきかがわかってくるよ。
知識を蓄え自信をもって ECMO 管理を行い、
一人でも多くの患者さんを救おう！

引用・参考文献

1) Stevenson, LW. et al. INTERMACS profiles of advanced heart failure: the current picture. J Heart Lung Transplant. 28, 2009, 535-41.
2) 日本胸部外科学会. J-MACS Statistical Report（2010年6月-2017年7月）. http://www.jpats.org/uploads/uploads/files/J-MACS%20Statistical%20Report%EF%BC%882010%E5%B9%B46%E6%9C%88-2017%E5%B9%B47%E6%9C%88%EF%BC%89.pdf（2021年8月閲覧）
3) 日本循環器学会／日本心不全学会合同ガイドライン. 急性・慢性心不全診療ガイドライン（2017年改訂版）. https://www.jcirc.or.jp/old/guideline/pdf/JCS2017_tsutsui_h.pdf（2021年8月閲覧）
4) Zangrillo, A. et al. A meta-analysis of complications and mortality of extracorporeal membrane oxygenation. Crit Care Resusc. 15, 2013, 172-8.

（熊谷基之）

7章 VA-ECMO はどのように心臓のはたらきを助けるの？

8章

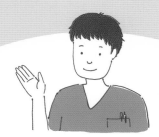

VA-ECMO の
開始の実際を
見てみよう

VA-ECMO の
しくみを見てみよう

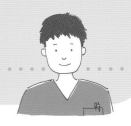

● VA-ECMO は、①血液を送る遠心ポンプの駆動コントローラーを中心とした装置の部分と、②血液が流れる回路の部分とで構成されています。

ECMO の装置部分の構成

◆装置の部分には、遠心ポンプの駆動コントローラーのほかに、人工肺へ流す酸素ガスの酸素濃度や量を調整するガスブレンダー、血液の温度を変えるための温水の供給と温度の管理をする恒温水槽、体外循環用血液パラメーターモニターなどがあります。

■ ECMO の装置部分の機器

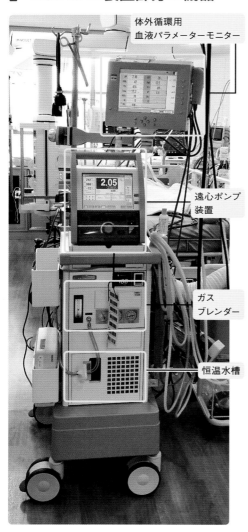

体外循環用
血液パラメーターモニター

遠心ポンプ
装置

ガス
ブレンダー

恒温水槽

●体外循環用血液パラメーターモニターは、酸素分圧（PO_2）、二酸化炭素分圧（PCO_2）、水素イオン濃度指数（pH）、重炭酸イオン（HCO_3^-）、カリウムイオン（K^+）、ヘマトクリット、酸素飽和度などを連続モニタリングでき、各パラメーターに対しアラームを設定することができます。

● PO_2 と PCO_2 の連続モニタリングは人工肺によるガス交換性能を確認することができ、脱血の酸素飽和度の連続モニタリングは ECMO の血流量を評価する指標となります。

■ 各社の遠心ポンプの駆動コントローラー

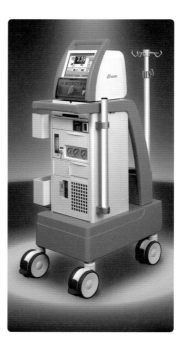

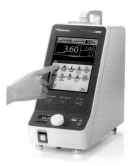

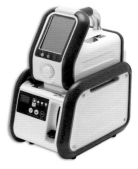

■ ガスブレンダー

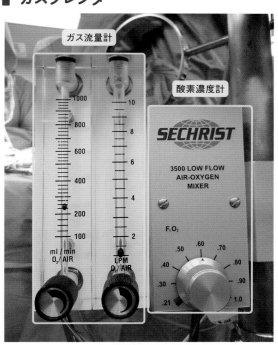

ガス流量計

酸素濃度計

■ 恒温水槽装置

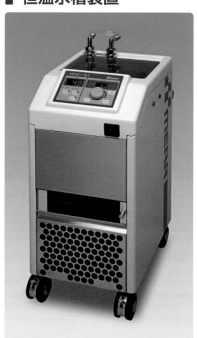

■ 遠心ポンプ駆動コントローラーのパネル

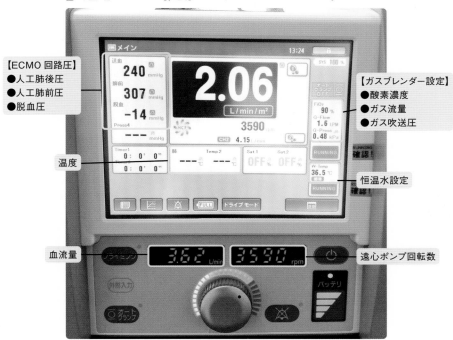

【ECMO 回路圧】
●人工肺後圧
●人工肺前圧
●脱血圧

【ガスブレンダー設定】
●酸素濃度
●ガス流量
●ガス吹送圧

温度

恒温水設定

血流量

遠心ポンプ回転数

●遠心ポンプ駆動コントローラーのパネルには、遠心ポンプの回転数・血流量・回路内の圧力・温度などが表示されます。

●血流量・圧力・温度には上限、下限のアラームを設定することができます。

Q. 脱血の酸素飽和度が、血流量を調整するための指標になるのはなぜ？

A. 脱血の酸素飽和度は、全身で酸素を消費して心臓に戻ってきた血液の酸素飽和度です。ここから酸素消費量が計算できます。たとえば、脱血の酸素飽和度が低いということは消費された酸素が多く、全身が多くの酸素を必要としていることを示しています。この場合、VA-ECMO の血流量を増やすことで、より多くの酸素を全身に供給することができます。

● ECMO を使用する前に確認しておきたいポイント

【遠心ポンプ駆動コントローラー】

◆ 使用していない間もバッテリーの充電が必要なため、使っていない間もコンセントにつないでおきます。

停電時でも停止することがないようバッテリーを搭載しています。

◆ 酸素ボンベの残量を定期的に確認します。

◆ 装置故障時に使用する手回し用ハンドルや、センサーコードなどの予備物品があるか定期的に確認します。

搬送中に酸素を供給するため搭載

【恒温水槽】

◆ 接続するコンセントの容量が少ないとブレーカーが落ちるため、事前に恒温水槽を接続するコンセントの電気容量を確認します。

電気消費量の多い装置（約 15～20A）

◆ 水槽内は定期的に洗浄します。

放置すると細菌などが繁殖し感染のリスクとなります。

▌手回しハンドル

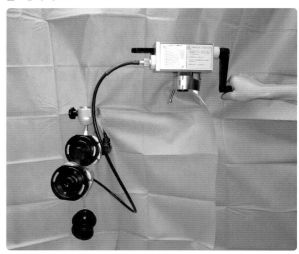

● ECMO の回路部分の構成

◆ ECMO の回路部分は、血液が通る塩化ビニル製のチューブ、血液を送り出す遠心ポンプ、血液に酸素を与えて二酸化炭素を排出させる人工肺、血流量を測定する流量センサー、回路内に混入した気泡を検知するバブルセンサー、回路内の圧力を測定するための圧力センサー、血液の温度を測定するための温度センサーなどで構成されています。

▌ ECMO 回路図

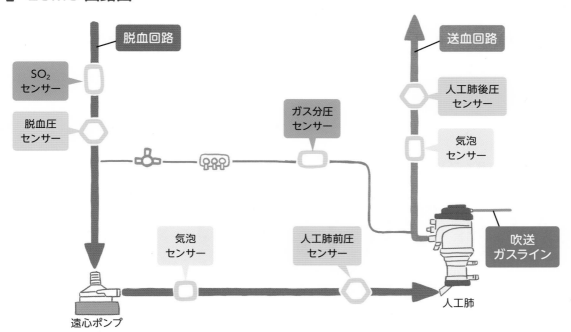

脱血回路

送血回路

SO_2 センサー

人工肺後圧センサー

脱血圧センサー

ガス分圧センサー

気泡センサー

気泡センサー

人工肺前圧センサー

吹送ガスライン

遠心ポンプ

人工肺

▌ 遠心ポンプ

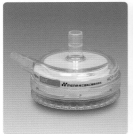
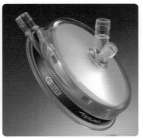
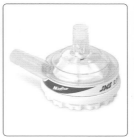

● 回転する羽根車の遠心力で血液を送り出しています。

▌ ローラーポンプ

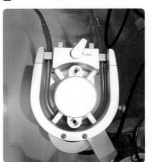

● 小児では、遠心ポンプではなくローラーポンプを使用することもあります。

■ 人工肺

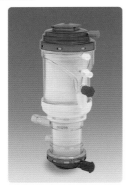

●人工肺には血液の温度を変える熱交換器が付いており、血液が通る道の周りに恒温水槽で温度管理された水が流れることで血液温を変えています。

■ 人工肺の中空糸

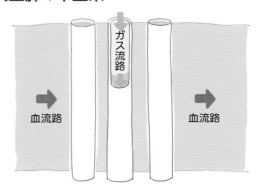

●人工肺は、真ん中が空洞になっている細いストロー状の糸（中空糸）が集まってできています。

●ストローの内側を酸素が、ストローの外側を血液が流れる構造になっています。

●酸素と二酸化炭素がストローの内と外を移動することで血液のガス交換をしています。

■ 回路に組み込まれた圧力センサー

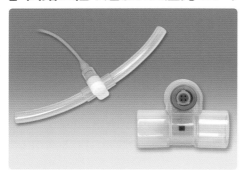

脱血圧	脱血カニューラから遠心ポンプまでの脱血回路の圧
人工肺前圧	遠心ポンプから人工肺までの圧
人工肺後圧	人工肺から送血カニューラまでの圧

●回路には、回路内の圧力を測定するための圧力センサーが3カ所設置されています。

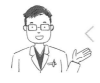

3カ所の圧力を測定することで、回路の変化を発見し、原因を推測することができるよ（p.79参照）。

■ 流量センサー

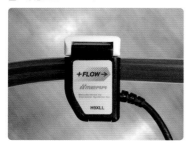

●遠心ポンプは、回転数が変わっていなくても遠心ポンプ前後の抵抗の影響を受けて流量は一定にならないため、流量センサーを使って流量を監視する必要があります。

● ECMO 回路のプライミング（充填）のポイント

▌ ECMO 回路の充填

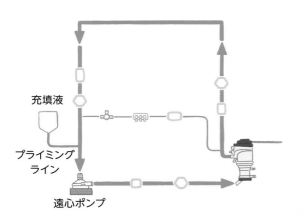

充填液

プライミング
ライン

遠心ポンプ

▌ プライミングラインの閉鎖

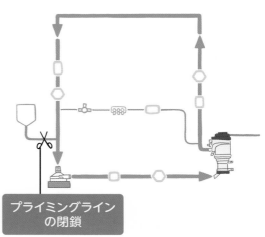

プライミングライン
の閉鎖

❶ 充填液（プライミング液）は、リンゲル液（または生理食塩水）1L にヘパリン（500U）を加えたものを使用します。

❷ ECMO 回路のプライミングラインに充填液を接続し、落差圧で回路内を充填液で満たします。

❸ 遠心ポンプを高回転させて充填液を高流量で循環させることで、回路内の残存空気を抜きます。

❹ 遠心ポンプや人工肺に空気が残っていないか確認します。

❺ 恒温水槽のホースを人工肺に接続して、充填液を加温します。

❻ 空気が残っていないことを確認できたら、プライミングラインを閉鎖します。

プライミングラインが開いたまま ECMO を開始すると、
残っていたプライミング液が患者さんに投与されてしまうよ。
プライミング液バッグに空気が入っていると、
空気を送ってしまう危険性があるよ！

 ギモン解決！

Q. 充填液を循環させるだけで回路内の空気が抜けるのはなぜ？

A. 人工肺は空気だけを人工肺の外に通過させることができます。充填液に高い圧力をかけて循環させることで、空気だけを人工肺から回路外に排出することができるからです。

8章
VA-ECMO の開始の実際を見てみよう

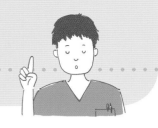

● カニューラを 見てみよう

- 血液を ECMO 回路へ抜き出すためのカニューラが、脱血カニューラ（または脱血管）です。
- ECMO 回路から血管へ血液を送るためのカニューラが、送血カニューラ（または送血管）です。

■ カニューラ

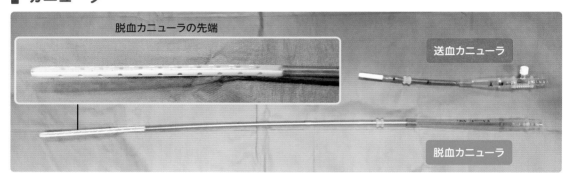

脱血カニューラの先端

送血カニューラ

脱血カニューラ

● カニューラの太さと影響

【カニューラサイズによる影響】

◆カニューラが細いと、血液は速い速度で流れることができません。

◆流量に適したカニューラサイズより小さいサイズのカニューラを使用すると、遠心ポンプを高回転にしても求める流量を得られないことがあります。

◆遠心ポンプの高回転は血液を損傷し、溶血の原因となります。

【脱血カニューラが細い】

◆脱血カニューラの抵抗が高いと遠心ポンプを高回転でまわし、強い力で血液を吸引する必要があります。

◆脱血回路は強い陰圧になるため脱血圧が低くなります。

> わずかな隙間から空気を引き込んだり、血球を損傷する原因となります。

【送血カニューラが細い】

◆送血カニューラの抵抗が高いと遠心ポンプを高回転でまわし、強い力で血液を押し出す必要があります。

◆送血回路は強い陽圧になるため人工肺前圧、人工肺後圧が高くなります。

> 血球にストレスがかかります。

【カニューラが太い】

◆カニューラ挿入時に血管を損傷するおそれがあります。

▌カニューラ選択基準の一例

（京都大学医学部附属病院）

体表面積	脱血カニューラ	送血カニューラ
2.0〜	HLS 脱血カニューラ 29Fr	
1.9		
1.8	HLS 脱血カニューラ 25Fr	TOYOBO　20Fr
1.7		
1.6	HLS 脱血カニューラ 23Fr	
1.5		
1.4		
1.3	HLS 脱血カニューラ 21Fr	TOYOBO　18Fr
1.2		
1.1		

● カニューラは、VA-ECMO で補助する血流量に適したサイズを選びます。

● 補助する血流量は、体格（体表面積）を基に決定します。

● 体表面積あたりの血流量 2.4L/ 分（2.4L/min/ m²）を脱血、送血しても抵抗が高くならないカニューラを選択します。

▌大腿静脈脱血、大腿動脈送血のブラッドアクセス

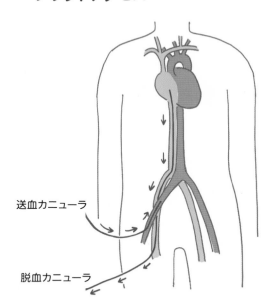

送血カニューラ

脱血カニューラ

● VA-ECMO では、脱血カニューラは大腿静脈に、送血カニューラは大腿動脈に挿入する方法がよく用いられます。

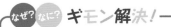

Q. カニューラを挿入する血管が大腿静脈、大腿動脈なのはなぜ？

A. 経皮的に挿入するためには皮膚から近い部位で血管にアクセスでき、また全身循環を補助するためのカニューラを挿入するには太い血管である必要があります。大腿動静脈がこの 2 条件を満たすためです。
このほかに、脱血には内頚静脈・右心房・肺動脈・左心房・左心室などが、送血には総頚動脈・鎖骨下動脈・上行大動脈などが使用されます。

カニューラの挿入には、経皮的に行う方法と、
外科的に行う方法があるよ。

● カニューラ挿入の方法

【経皮的挿入法（セルジンガー法）】

❶エコーガイド下に血管を経皮的に穿刺してガイドワイヤーを挿入し、シースを挿入します。

❷シースにガイドワイヤーを挿入し、ガイドワイヤーを留置します。

❸シースを抜去してダイレーターにて刺入部を拡大します。

❹カニューラを挿入します。

> 短時間で挿入でき、傷が小さいため出血のリスクが小さいです。
> 血管損傷やトラブル時の対応に時間がかかります。

【外科的挿入法（カットダウン法）】

❶皮膚を切開して、血管を露出、剥離して外科用テープを通します。

❷血管の中枢側末梢側を遮断して、刺入部にタバコ縫合をおきます。

❸血管を穿刺して、ガイドワイヤーを留置します。

❹ダイレーターにて刺入部を拡大します。

❺カニューラを挿入します。

❻タバコ縫合を締めます。

❼皮膚を仮閉創します。

> 確実な挿入ができ、カニュレーション時のトラブルにも対応しやすいです。
> 経皮的挿入法よりも時間がかかり、切開創が大きいため出血リスクとなります。

■ 経皮的挿入法（セルジンガー法）

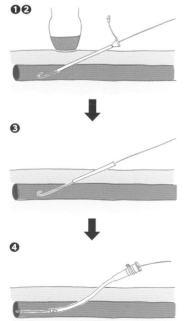

■ 外科的挿入法（カットダウン法）

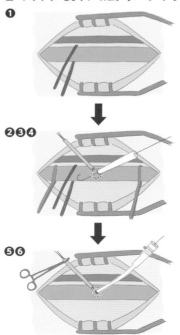

VA-ECMO 開始の流れを見てみよう

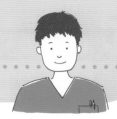

- 開始操作は、ECMO 治療を安全に実施するうえで重要な過程です。
- 操作を誤ると、血液が ECMO 回路を逆流してシャントになる、酸素化されていない血液を動脈に送るなど重大インシデントにつながります。

⬇ VA-ECMO 開始の準備

- VA-ECMO は生命維持装置のため、非常用電源へ接続します。
- ガスブレンダーの酸素・空気のホースをガスアウトレットへ接続します。
- ヘパリン 4,000U を投与し、ACT が延長したことを確認します。 ⋯⋯⋯ 180 秒以上
- プライミングを終えた VA-ECMO 回路を清潔野に渡し、送血回路を鉗子で遮断します。 ⋯⋯⋯⋯⋯ p.81 参照

⬇ カニューラの挿入・接続

- 送血カニューラ、脱血カニューラを挿入します。 ⋯⋯⋯⋯⋯⋯ p.84 参照
- カニューラを回路に接続します。
- 接続の際、空気が残っていると空気を動脈へ送ってしまうので、完全に空気がないことを確認します。

⬇ 人工肺への酸素の吹送(すいそう)

- 酸素濃度：100%、ガス流量：2L/min 程度で吹送します。

⬇ 遠心ポンプの回転開始

- 遠心ポンプを 2,000rpm 程度で回転させます。
- 回路を遮断している鉗子(かんし)を少し開き、送血を開始します。
- 血液が流れること、逆流していないこと、脱血に空気が入っていないこと、人工肺を通った血液が鮮赤色になっていることを確認しながら、鉗子を開いていきます。

遠心ポンプを停止したまま VA-ECMO 回路の鉗子を解除すると、血圧の高い動脈圧がかかっている送血カニューラから血圧の低い静脈圧がかかっている脱血カニューラに向けて動脈血が回路を逆流して、シャント状態になります。

↓ 血流量・ガス交換の確認

遠心ポンプの回転数を上げて、目標の血流量まで増やします。

血流量の目安は、灌流係数（患者さんの体表面積あたりの流量）2.2〜2.5L/min/m^2
です。

> およそ 3.5〜4.5L/min

体表面積（BSA）＝ 身長 [cm]$^{0.725}$ × 体重 [kg]$^{0.425}$ × 0.007184
（Du Bois の式）

循環動態が安定したら、送血回路から採血して、PO$_2$、PCO$_2$ を測定し人工肺による
ガス交換に問題がないことを確認します。

右手からも採血して、右手の PO$_2$、PCO$_2$ にも問題がないことを確認します。

> 目標 PO$_2$ ＞ 200mmHg
> 目標 PCO$_2$：35〜45mmHg

なぜ？ なに？ ギモン解決！

Q. 右手の PO$_2$、PCO$_2$ を確認するのはなぜ？

A. 患者さんの肺に問題があり酸素化が不十分な血液を心臓が拍出している状態では、自己心から拍出された酸素が少ない血液が上半身を灌流して、VA-ECMO が大腿動脈から送っている血液が上半身を灌流していないことがあります。右手に VA-ECMO の血流が届いていることを確認することで、上半身の酸素化に問題がないことを確認できます。（p.107 参照）

↓ アラームの設定

流量アラーム、回路圧アラーム、PO$_2$、PCO$_2$、脱血の酸素飽和度、各種電解質など
のアラーム値とアラーム音量を設定します。

> SO$_2$

↓ 末梢循環の確認

送血カニューラを挿入した血管の末梢にて拍動
を確認します。

> 大腿動脈送血の場合は、足背動脈（そくはい）あるいは後脛骨動脈

拍動が確認できない場合は、送血カニューラに
より血管が塞がり血流が減少しているおそれが
あります。

末梢にむけて挿入したシースを送血回路に接続
し、末梢の灌流を維持します。

■ シースによる末梢側への送血

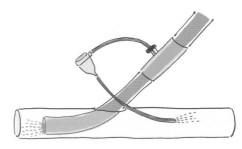

末梢側

設定の調整を見てみよう

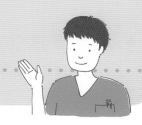

- ●ECMO の設定は、心機能や肺の酸素化能、酸素需要など患者さんの状況に合わせて変更します。
- ●ECMO で変更できるものは、遠心ポンプの回転数、吹送ガスの酸素濃度とガス流量、血液温の 3 つです。

血流量調整のポイント

 血流量を変更した際は、ガス流量も変更します。

ガス流量を変更せずに血流量のみを増やす ➡	相対的にガス流量が少なくなり PCO_2 が増加
ガス流量を変更せずに血流量のみを減らす ➡	相対的にガス流量が多くなり PCO_2 が減少

■ 遠心ポンプの回転数増減

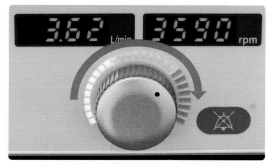

●血流量を増やしたい➡遠心ポンプの回転数を増やします。

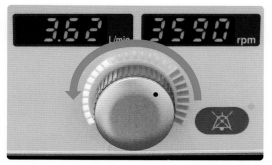

●血流量を減らしたい➡遠心ポンプの回転数を減らします。

なぜ? なに? ギモン解決！

Q. 機械からの血流量が変わっていなくても循環不全となることがあるのはなぜ？

A. VA-ECMO 使用中の患者さんの体の中を循環している血液の流量は、自己の心臓の拍出量と VA-ECMO の血流量を足したものになります。ECMO 装置からの血流量が変わっていなくても心拍出量が減少することで循環不全となることがあるのです。心拍出量の変化は、スワンガンツカテーテルによる心拍出量や、肺動脈圧、脈圧（収縮期血圧と拡張期血圧の差）の減少から推測します。中心静脈血酸素飽和度（$ScvO_2$）の低下、乳酸値の上昇、過剰塩基（ベースエクセス：BE）の低下などで循環動態を評価し、循環不全となっている場合は VA-ECMO の血流量を増やすことも検討します。

● ガス流量調整のポイント

◆ PO_2 と PCO_2 は、ガスブレンダーの酸素濃度とガス流量で調整します。 PO_2：200mmHg 以上
PCO_2：35～45mmHg

■ ガスブレンダーの設定調整

	酸素濃度	ガス流量
PO_2 を上げたい	上げる	－
PO_2 を下げたい	下げる	－
PCO_2 を上げたい	－	下げる
PCO_2 を下げたい	－	上げる

● PO_2 を上げたい場合は、酸素濃度を上げます。

● PO_2 を下げたい場合は、酸素濃度を下げます。

● PCO_2 を上げたい場合は、ガス流量を下げます。

● PCO_2 を下げたい場合は、ガス流量を上げます。

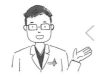

VA-ECMO の PO_2 が >200mmHg にもかからず
右手の PO_2 が低い場合は、ECMO からの血流が腕頭動脈まで
届いていない可能性があるよ。

■ VA-ECMO の血液が右手に届かない状態

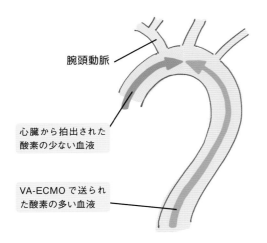

腕頭動脈

心臓から拍出された
酸素の少ない血液

VA-ECMO で送られ
た酸素の多い血液

● ECMO の PO_2 を上げても改善しません。

● 肺による酸素化を改善します。

● 心臓から拍出される血液を減らし、ECMO からの血流が腕頭動脈へ届くようにします。

【対処】
● ECMO の血流量を増やす：ECMO へ脱血される血液が増えるので、心臓へ戻る血液が減り、心拍出量が少なくなります。ECMO の血流量を増やすことで中枢へ ECMO の血流が届くようになります。

● 降圧する：血管を拡張させることで、心臓へ戻る血液量が少なくなり、心拍出量を減らします。

● 利尿や CHDF による除水など：血管内容量を減らすことで、心拍出量を減らします。

● 人工呼吸器の設定を変更する（酸素濃度を上げる、吸気圧を上げるなど）

● 送血温度の調整

◆ 恒温水槽の設定温度を変更して、送血温度を調整します。

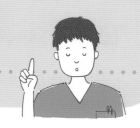
トラブル時の対応を見てみよう

● 「ガス交換」と「流量」に関するトラブルは、有効な循環補助ができない原因となるため、できるだけ短い時間で解決する必要があります。
● 回路内への空気混入も、空気送血につながる危険なトラブルです。

ガス交換能の低下に関するトラブル

◆ ガス交換能が低下する原因は、人工肺に起因するものとガス供給に起因するものがあります。　　　　　　　　　　　　　　　　　　　　　　PO_2 が低い、PCO_2 が高い

人工肺に起因するもの

【ウェットラング】

◆ 人工肺内のガスの通り道の結露でガスが通過できなくなり、ガス交換能が低下します。

◆ 人工肺内で薄い膜を隔てて血液に触れたガスは血液温により上昇し、湿度100%になり、人工肺出口付近で室温まで低下するため結露します。　　約37℃　　約25℃

ウェットラングへの対応

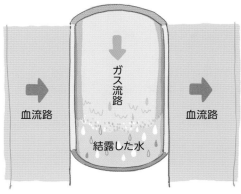

ガス流路

血流路　　　　血流路

結露した水

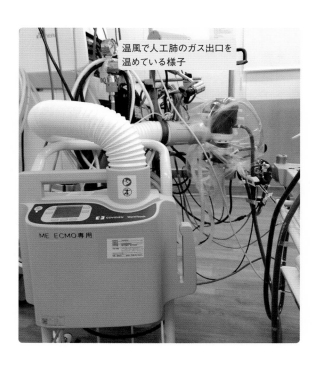

温風で人工肺のガス出口を温めている様子

● 一時的に大量のガスを流す（ガスフラッシュ）ことで、結露の水を人工肺から吹き飛ばすことができますが、効果は一時的で定期的に繰り返す必要があります。

● 人工肺のガス出口を温風で温めることで、ガス出口での温度低下を抑えウェットラングを防ぐことができます。

【血漿リーク（プラズマリーク）】

 ◆人工肺内のガス流路に血漿が漏れ出ている状態です。
 ◆ガスの通り道に血漿成分が漏れ出た場合はガスが通れなくなるため、人工肺のガス交換能が低下します。

■ 血漿リークした人工肺と対応

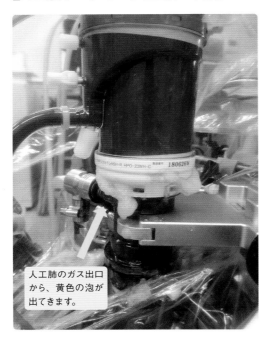

人工肺のガス出口から、黄色の泡が出てきます。

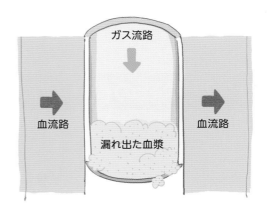

ガス流路

血流路　　　　　　漏れ出た血漿　　　　　　血流路

●ガスフラッシュすることで、ガスの通り道を再開通させてガス交換能が改善することもありますが、時間が経つと再びリークによりガス交換能が低下します。

● PO_2、PCO_2 を維持できない場合は、人工肺または回路すべてを交換します。

【酸素消費量が過大】

 ◆人工肺で酸素供給できる最大量よりも患者さんの酸素消費量が多くなっているため、ECMO の PO_2 が上がらない状態です。
 ◆感染症、熱傷、多臓器障害、シバリングなどの際は酸素消費量が増加します。
 ◆一時的に酸素消費量が増える原因としては、呼吸仕事量の増加、気管吸引、清拭などがあります。

体温を上げるために体を震わせること

バッキング（体を大きく動かしてせき込んだ状態）など

● ガス供給に起因するもの

 ◆ガス供給装置の故障、ガス配管の外れまたは挿し忘れ、吹送ガスラインの外れ、ガスラインの折れ曲がりなどにより、ガス交換能が低下します。

▎流量の低下に関するトラブル

流量低下に関する原因は、脱血回路側の問題、
遠心ポンプの問題、送血回路側（人工肺を含む）の問題の
大きく3つに分けられるよ。

● 脱血側の問題

- ◆ 目標血流量分の血液を脱血できない状態です。
- ◆ 脱血回路圧が大きく低下します。脱血回路が振動することもあります。　　俗に「しゃくる」といいます。
- ◆ 血管内容量が少ない、脱血カニューラの位置が悪い、脱血カニューラが細いなどが主な原因です。　　多くの場合浅い
- ◆ 中心静脈圧、肺動脈圧やエコーで血管内容量、心内容量を評価し、血液量が少ない場合は、補液または輸血をします。
- ◆ ギャッジアップ、体位変換により静脈還流が少なくなったり、脱血カニューラの位置が変わったり、脱血カニューラが血管壁に当たり脱血しにくくなることもあります。　　PEEP
- ◆ そのほか、高い呼気終末陽圧、高い吸気圧、バッキングなど人工呼吸の設定や不調和による胸腔内圧の上昇、心タンポナーデによる心嚢内圧の上昇も脱血不良の原因となります。　　心嚢内圧上昇により心臓への静脈還流が低下します。

● 遠心ポンプによる問題

- ◆ 遠心ポンプが正常に回転しなくなっていることで、流量が低下しています。

【遠心ポンプの停止】

- ◆ 遠心ポンプの駆動コントローラーが停止しています。
- ◆ 駆動コントローラーは動いているが、遠心ポンプ内の血栓によりポンプの羽根車が停止または低回転になっています。　　ポンプ内血栓の場合は、遠心ポンプまたは回路全体を交換します。
- ◆ 遠心ポンプの回転が止まる、または回転がとても遅くなると血液を送る力がなくなり、VA-ECMO回路内の血液は送血側から脱血側に逆流します。　　VA-ECMO回路内の逆流を止めるため、回路を鉗子で遮断します。
- ◆ 遠心ポンプ装置が停止した場合は、手回しハンドルで遠心ポンプを回転させて血流を維持しながら、装置の再起動や、VA-ECMO装置の交換を行います。

【遠心ポンプ流入口の閉塞】

◆脱血回路内の血栓が遠心ポンプの流入口を塞いだ状態です。

◆対策：遠心ポンプまたは回路すべてを交換します。

▍遠心ポンプの流入口を塞いだ血栓

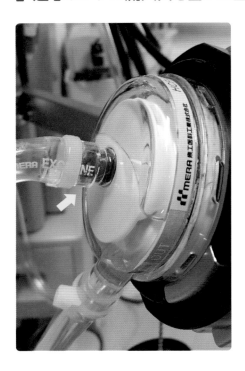

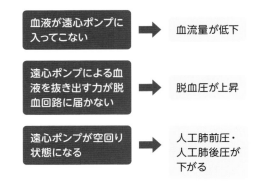

血液が遠心ポンプに入ってこない ➡ 血流量が低下

遠心ポンプによる血液を抜き出す力が脱血回路に届かない ➡ 脱血圧が上昇

遠心ポンプが空回り状態になる ➡ 人工肺前圧・人工肺後圧が下がる

● 送血側の問題

◆人工肺または送血回路、送血カニューラに血液が通りにくくなっている状態です。

【VA-ECMO 回路の屈曲】

◆脱血回路、送血回路にかかわらず回路が屈曲すると屈曲部の回路内が狭窄するため流量が低下します。

【血圧の上昇】

◆血圧は VA-ECMO の出口側から VA-ECMO の流量を抑える力になるため、血圧が上がると VA-ECMO の血流量が低下します。

反対に、血圧が低下すると VA-ECMO の流量は増えます。

【⊿P の上昇】
（デルタピー）

◆⊿P の上昇は、血液が人工肺を通過しにくくなっていることを表しています。

◆遠心ポンプによる血液を送り出す力は変わっていないので人工肺前圧は変化しませんが、人工肺を通過できる血流量は少なくなっているため人工肺後圧が下がり、人工肺前圧と人工肺後圧の差が広がります。

◆対策：人工肺、または回路すべてを交換します。

人工肺前圧と人工肺後圧の差

血栓により血流路が狭くなることで起きます。

【送血カニューラの閉鎖】

◆ギャッジアップ、体位変換などによる送血カニューラの先当たりや、血栓による
カニューラの狭窄・閉塞が起きると、流量が低下します。

▌回路内圧からわかるトラブル状態

	脱血圧	人工肺前圧	人工肺後圧
脱血不良	↓↓	↓	↓
遠心ポンプの停止	↑	↓↓	↓↓
遠心ポンプ入り口閉塞	↑	↓	↓
⊿Pの上昇（人工肺の閉塞）	↑	↑	↓↓
送血カニューラ閉塞	↑	↑	↑

▌空気の混入

◆脱血回路は陰圧になることが多いため、脱血回路に緩みがあると大気から空気を
引き込みます。
◆混入した空気は患者さんに送血され空気塞栓症を起こします。
◆大量の空気が混入すると、遠心ポンプは空回りして送血できなくなることもあり
ます。
◆対策：送血回路を遮断して空気送血を防止し、空気の除去を行います。

> 空気が大量の場合は、全回路を交換したほうが VA-ECMO を早く再開できる場合もあります。

▌少量混入した空気の除去

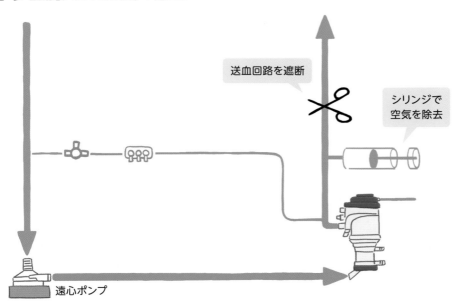

送血回路を遮断

シリンジで
空気を除去

遠心ポンプ

（奥田勝紀）

右側欄外（縦書き）：8章　VA-ECMO の開始の実際を見てみよう

9章

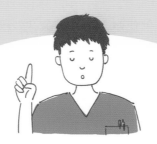

VA-ECMO の
合併症を知ろう！

VA-ECMO 合併症の発症

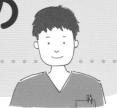

- VA-ECMO の合併症は、全体の 3～4 割程度と高い確率で発生するとされています。
- 出血などの送血カニューラ・脱血カニューラ挿入手技に関する合併症が 60～70%、脳・呼吸・消化管などでの出血合併症が 20～30%、残りが脳・腹部臓器・四肢での血栓塞栓の合併症などです [1、2]。

■ VA-ECMO 合併症

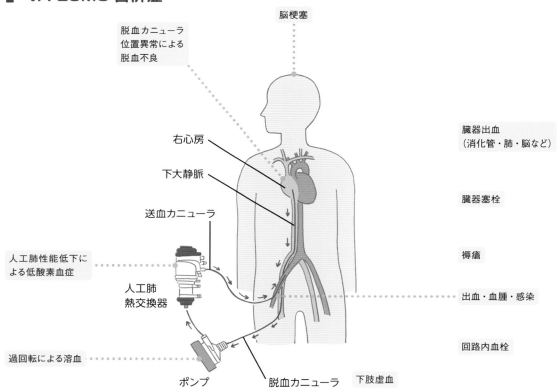

脳梗塞

脱血カニューラ位置異常による脱血不良

臓器出血（消化管・肺・脳など）

右心房

下大静脈

臓器塞栓

送血カニューラ

褥瘡

人工肺性能低下による低酸素血症

人工肺熱交換器

出血・血腫・感染

回路内血栓

過回転による溶血

ポンプ　脱血カニューラ　下肢虚血

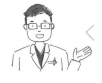

これから、VA-ECMO の具体的な合併症の内容と観察ポイントを説明するよ。
IABP の合併症も併せて確認してね（5 章）。

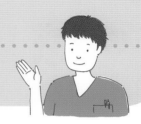

● 出　血

● VA-ECMO 駆動中は、回路内の凝血を予防するためにヘパリンなどの抗凝固薬の投与を行うため、カニューラ刺入部や体内で出血しやすい状態になります。

● 出血の観察ポイント

◆ カニューラ挿入部位の観察を定期的に行い、出血によるガーゼ汚染がないか、また皮下に血腫を形成して膨隆していないかなどを注意深く観察しましょう。 → 多くの場合、鼠径部

◆ 口腔・鼻腔粘膜からも出血しやすくなるため、ケアの際にはいつも以上に愛護的な操作を行うように心がける必要があります。 → 吸引や口腔ケアなど

◆ 直接の出血が見えなくても、貧血が進行したり血圧が低下したりする場合には、消化管や肺、脳などの体内での出血を念頭におく必要があります。

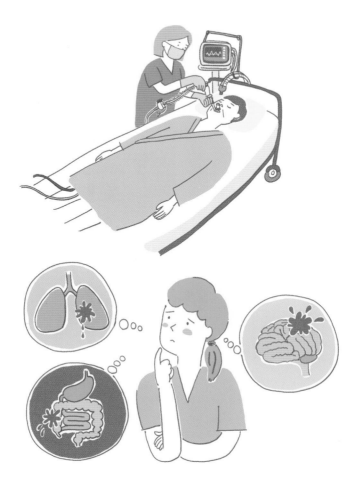

● 感　染

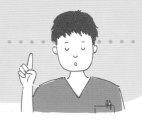

● 患者さんは、高度の循環・呼吸不全状態に陥っており、感染に対する全身の抵抗性も低下していると考えられます。

● カニューラ刺入部などの局所の感染をきっかけに、一気に敗血症に陥り重症化する可能性があります。

● 感染の観察ポイント

◆ カニューラ刺入部が、便や尿などの排泄物によって汚染されていないか、定期的に観察します。汚染されている場合には、速やかに、ガーゼ、ドレッシング材の交換を行います。　　　　　　　　⋯⋯⋯ 多くの場合、鼠径部

◆ 局所感染を疑う所見を見逃さないようにしましょう。　　　　⋯⋯⋯ 発赤や腫脹、排膿など

◆ 発熱や血液検査での炎症反応上昇などの異常所見がないか、併せて確認しましょう。

◆ 清拭の際に、全身の皮膚で上記の異常な所見がないか、注意深く観察しましょう。

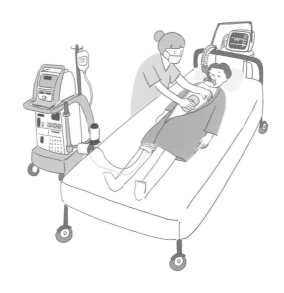

● 下肢循環不全

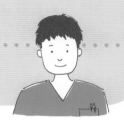

● 総大腿動脈に送血カニューラが挿入されている場合、それより末梢の下肢の動脈への血流が障害され、下肢全体が虚血状態となる可能性があります。

● 下肢循環不全の観察ポイント

◆ 下肢の色調変化や冷感などの血流障害のサインがないか、定期的に確認しましょう。

◆ ドップラー血流計で、足背動脈と後脛骨動脈の血流音が保たれているか、定期的に確認しましょう。どちらかが確認できれば、下肢の血流は保たれていると考えられますが、両方聞こえない場合には、下肢血流が障害されている可能性があります。

> 網状紫斑：
> チアノーゼ

> それまでと比べて
> 変化していないか

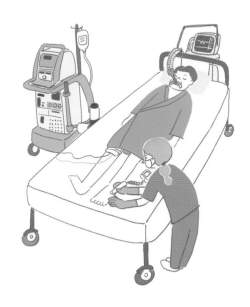

褥瘡などの皮膚トラブル

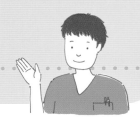

- VA-ECMO 施行中の多くの患者さんは、全身浮腫、循環不全、低栄養の状態となり、皮膚のバリア機能が低下した状態に陥ります。
- 鎮静によって自ら体を動かすことも少なくなり、臀部・背部・踵部などに褥瘡ができやすくなると考えられます。
- VA-ECMO 回路の固定部位などに、医療関連機器圧迫創傷（MDRPU）をきたす可能性もあります。

皮膚トラブルの観察ポイント

- 体圧分散マットを使用したり、可能な範囲で体位変換を行って、褥瘡の予防に努めましょう。

  > 2 時間ごとに、VA-ECMO 回路などのラインの屈曲や圧迫が起こらないように注意して、二人以上で行いましょう。

- 低反発性のクッションを用いて、後頭部・背部・仙骨部・踵部などの褥瘡の好発部位の除圧を行うことも大切です。
- VA-ECMO 回路による皮膚の圧迫で、皮膚障害を起こすことも考えられます。回路に過度な張力がかからないように余裕を持たせること、皮膚と回路の接触部分を十分保護することが大切です。

  > 固定位置や方法を確認しましょう。

- 体位変換の時に、脱血不良の徴候がみられることがありますので、その場合にはただちに体位を戻しましょう。

  > 回路が振動します。

体位変換は褥瘡予防だけでなく、無気肺などの肺合併症の予防や治療のために大切な治療のひとつだよ。

 ギモン解決！

Q. MDRPUってなに？

A. MDRPU（Medical Device Related Pressure Ulcer）：医療関連機器圧迫創傷とは、医療関連機器に圧迫された皮膚やその下の組織が損傷されることです。厳密には従来の褥瘡すなわち自重関連褥瘡と区別されますが、ともに圧迫創傷であり広い意味では褥瘡の範疇に属しています。VA-ECMO を行っている患者さんでは、回路の重みによる皮膚の圧迫損傷や固定部分での損傷が起こる可能性がありますので、注意が必要です。

引用・参考文献

1）喜納峰子ほか. 補助循環中の全身管理（合併症と対策）. 決定版病棟必携! カラーで診る補助循環マニュアル. CIRCULATION Up-to-Date増刊. 2010, 98-102.
2）日本経皮的心肺補助研究会. PCPSアンケート集計結果. 2015. http://www2.convention.co.jp/pcps/dl/enquete.pdf（2021年8月閲覧）

（境 次郎）

10章

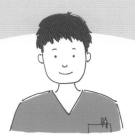

VA-ECMO
挿入患者の看護は
こうする！

VA-ECMO の
観察のポイント

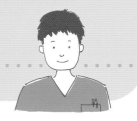

● 原疾患によって機能不全に陥った心臓と肺に代わり、原疾患が治るまでの間、酸素化された血液を全身に送り届けることが、VA-ECMO の役割です。
● VA-ECMO の回路は、大きく分けて、①遠心ポンプ、②人工肺、③脱血・送血カニューラで構成されます。
● 遠心ポンプは心臓の役割、人工肺は肺の役割を代行しています。
● ①遠心ポンプが正常に作動しているか、②人工肺が酸素化できているか、③十分な脱血・送血ができているかなどが観察のポイントです。

看護師は、原疾患に目を向けながら VA-ECMO がその役割を
果たしているかどうかを観察していく必要があるよ。
機器構成と VA-ECMO 挿入患者さんの血行動態を復習し、
補助循環の特徴をふまえながら、
全身観察のポイントを学んでいこう。

▌ 血液の流れ

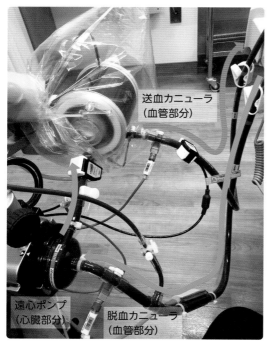

送血カニューラ
（血管部分）

遠心ポンプ
（心臓部分）

脱血カニューラ
（血管部分）

▌ ガスの流れ

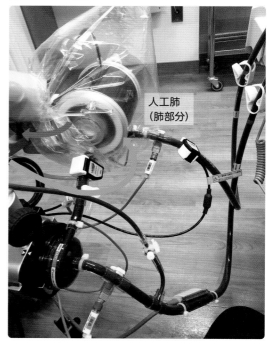

人工肺
（肺部分）

①遠心ポンプ部分の観察

【無停電装置への接続】

◆ 突然の停電などに備えるため、電源は必ず無停電装置へ接続しましょう。

◆ 同じ系統の無停電装置への並列接続も、許容量を超えてしまう恐れがあるため避けましょう。

> いわゆるタコ足配線。特に恒温水槽など熱を発生させる機器は消費電力が大きいため、別系統に接続します。

【ポンプの異常】

◆ 遠心ポンプからキーンという高い音が聞こえた場合は、ポンプの軸部分の劣化や血栓が形成されている可能性があります。

> ポンプの交換が必要な場合があるので、担当医や臨床工学技士に報告しましょう。

②人工肺部分の観察

【ガス供給ラインの異常】

◆ このチューブが接続されていないとガスが供給されないので、外れや屈曲がないかをチェックします。

【人工肺の異常】

◆ この部分が結露したり、膜が劣化したりすると後述するウェットラングや血漿リークの原因となり、酸素化が悪化します。

> ヒトの肺胞にあたる、酸素と二酸化炭素をやり取りする重要な部分です。

【ガス出口の異常】

◆ ウェットラングや血漿リークがあった場合、ここからガスとともに液体が排出されますので、重要な観察ポイントになります（詳細は 8 章参照）。

> ヒトの呼気部分、つまり息を吐く部位が人工肺のガスアウトレットです。

【人工肺の血栓】

◆ 回路の継ぎ目や三方活栓、人工肺など、血液の乱流やよどみが起こる部分は血栓が形成されやすいです。

◆ 出血などが原因でヘパリンを使用しにくい患者さんでは、さらに血栓形成のリスクは高まります。

◆ 回路内圧と併せて経時的にモニタリングしましょう。

> ライトを用いて大きさ、可動性、色を確認します。

■ 人工肺部分の観察

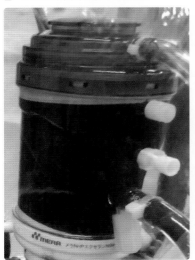

■ ガス出口の観察

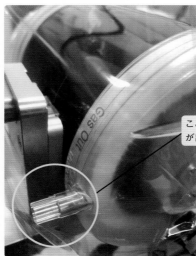

ここからガス交換後の気体が出ていきます。

● ③脱血・送血カニューラ部分の観察

【カニューラの位置確認】

◆日々のケアや体位変換、リハビリテーションなどでカニューラが引っ張られ、位置が変化する可能性があります。

◆X線（レントゲン）撮影ごとに、カテーテル位置に変化がないか確認します。

> 留置位置をマーキングしておくことも方法の1つです。

▌留置位置のマーキング

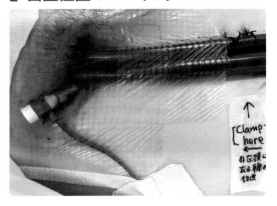

▌カニューラの通常の留置位置

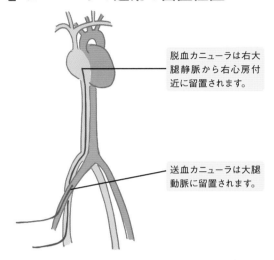

> 脱血カニューラは右大腿静脈から右心房付近に留置されます。

> 送血カニューラは大腿動脈に留置されます。

【屈曲や変形の有無】

◆VA-ECMOの回路に折れ曲がりが生じた場合、ポンプの血流量が非常に不安定となり、低下します。

◆体位変換などのケアを実施する時は、複数人で回路の安全を確保して行います。

> 屈曲部分の過大な陰圧は、気泡の発生を引き起こし非常に危険です。

▌回路の折れ曲がりによる 気泡の発生

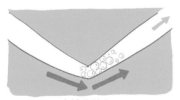

血液の流れ

▌送血カニューラの色調の確認

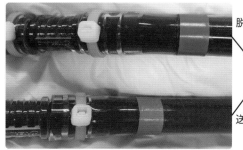

脱血カニューラ

> 送血カニューラは脱血側と比べて色調が赤くなることも観察ポイントになります。

送血カニューラ

▌体位変換

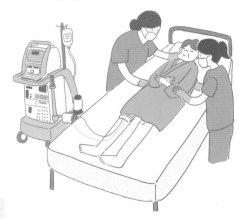

VA-ECMO 挿入中の全身管理と観察ポイント

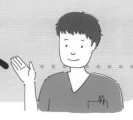

- VA-ECMO 装着中は、患者さんの自己の心臓から拍出された血液と、VA-ECMO から送血された血液がぶつかるミキシングポイントが存在することを理解しておくことが重要です。
- 全身管理のポイントは、「十分に酸素を供給できているか」と「その結果、異常（虚血徴候など）はないか」の 2 ステップで考えます。

ミキシングポイント

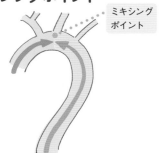

ミキシングポイント

- 大腿動脈送血の場合、患者さんの心臓から拍出された血液と VA-ECMO から送血された血液が、血管の中のどこかでぶつかるエリアが発生します。
- これをミキシングポイントといい、VA-ECMO を管理する上で重要です。
- 理由は、患者さんの心臓から拍出された血液は、機能不全に陥っている肺を通過しているため、酸素化が悪いことが多いからです。
- 仮にミキシングポイントが左鎖骨下動脈より末梢にある場合、酸素化が悪い血液が冠動脈や脳へ灌流することとなり、注意が必要です。

全身管理のポイント

| ステップ1
十分に酸素を供給できている？ | ①体のヘモグロビンは十分にある？
② VA-ECMO の酸素化は問題ない？
③ VA-ECMO のポンプ血流量は十分出ている？ |

| ステップ2
異常所見（虚血徴候など）はない？ | ①頭部の異常の有無
②心機能の評価
③腹部臓器の評価
④四肢の評価 |

POINT

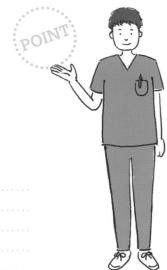

VA-ECMO が全身に酸素を供給するためには、
人工肺で酸素を血液のヘモグロビンに乗せて、
ポンプのパワーで全身に送ることが必要！
これが VA-ECMO 挿入中患者の管理の目標であり、
看護師の観察ポイントとなるよ。

ステップ1：十分に酸素を供給できている？

● 体のヘモグロビンは十分にある？

◆ ヘモグロビンは酸素の運搬に関連する重要な要素です。

◆ VA-ECMO 中は貧血にならないように、ヘモグロビンやヘマトクリット値のモニタリングが必要です。

◆ 動脈血液ガスや、血算で測定するほか、CDI モニターを使って連続的にモニタリングすることも可能です。

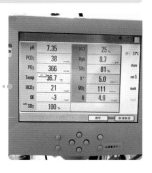

体外循環用の血液ガス
測定装置で、特定の項
目を連続測定します。

● VA-ECMO の酸素化は問題ない？

◆ 人工肺のガス交換能をモニタリングするには、送血管側枝からの血液ガスを測定する方法と、CDI モニターで連続モニタリングを行う方法があります。

◆ VA-ECMO 管理中のガス交換の調整は、CDI モニターや動脈血液ガスの PaO_2 や、SpO_2 を見ながら酸素ブレンダーで行います（詳細は 8 章参照）。

通常、SpO_2 は 100%、
PaO_2 は 300mmHg
を超えます。

● ポンプの血流量は十分確保できている？

◆ ポンプ血流量のモニタリングには VA-ECMO 本体の血流量モニターや回転数、PI（灌流指数）を観察します。

◆ ポンプ血流量は回転数によって調整します（詳細は 8 章参照）。

◆ 臓器に十分な血流を確保するための指標として、平均動脈圧が用いられます。

導入時はおよそ
60mL/kg/min 以上
の流量を出すことが
推奨されています。

60mmHg 以上を維
持することが目標

ギモン解決！

Q. PI（灌流指数）ってなに？

A. Perfusion Index（灌流指数）は、血流量（L/min）を体表面積（BSA）で割った数値で、単位は $L/min/m^2$ です。$1m^2$ あたりにどれくらいの血流量を流しているかを判定します。これにより、さまざまな体格の患者さんでも統一された指標で血流量を把握することができます。導入時は 2.0～2.4$L/min/m^2$（フルフロー）を目標にすることが多いです。

ポンプ血流量はさまざまな条件で変動するよ。
不安定な場合は原因を考えてみよう。

■ 血流量低下の原因 (詳細は 8 章参照)

①脱血不良
②血管抵抗の増大
③心拍出量の上昇
④遠心ポンプ・人工肺・回路の凝血や血栓閉塞

▌ 循環血液量の減少による脱血不良

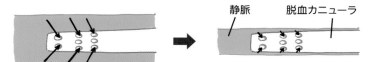

静脈　　脱血カニューラ

●出血などで静脈が虚脱すると、脱血時にカニューラが血管壁に当たることで、回路全体が振動することがあります。

▌ ポンプ血流量低下による SpO_2 の低下

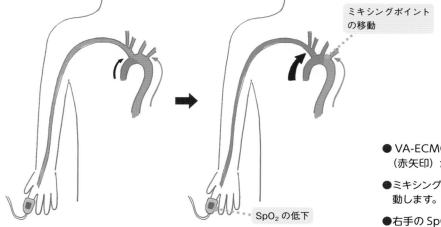

ミキシングポイントの移動

SpO_2 の低下

- VA-ECMO の血流による押す力（赤矢印）が弱くなります。
- ミキシングポイントが末梢側へ移動します。
- 右手の SpO_2 が低下します。

ポンプ血流量が減少した際に、その原因が
脱血不良によるものか、それとも回路血栓によるものかなどを
鑑別することが重要！

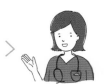

ステップ2：異常所見（虚血徴候など）はない？

全身へ十分な酸素を供給できているかどうかの指標

- $S\bar{v}O_2 > 70\%$
- 乳酸（Lactate）の上昇がない

.... これが OK なら、ひとまず全身状態は落ち着いていると考えます。

> これだけでは本当に各臓器の虚血がないかどうかは判断できないので、部位ごとの観察のポイントを確認していこう！

● 頭部の異常はある？

【ミキシングポイントの把握】

◆ 脳は体内の臓器の中でも最も酸素消費が多く、全身の 1/5 を占めるといわれています。

◆ 右手に SpO_2 モニターを装着することで、脳へ流れる血流の酸素飽和度を推測します。

低い場合は、ポンプ血流量の調整や呼吸器設定を適切に変更します。

◆ 組織酸素飽和度をモニタリングすることで、前額部（脳）の酸素需給の変化を監視することもできます。

rSO_2

なぜ？ なに？ ギモン解決！

Q. rSO_2ってなに？

A. 近赤外光を利用して、酸素と結びついている酸化ヘモグロビンと、酸素を手放した還元ヘモグロビンとの差を測定し、組織の酸素飽和度を測定します。モニターを前額部へ貼付することで、推定の脳組織酸素飽和度を算出します。測定値は個人によって大きく差があるため、絶対的な正常値があるわけではありません。その変化を観察することが重要です。

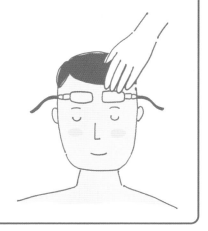

【脳塞栓症・脳出血】

◆ VA-ECMO 送血回路内にできた血栓により、脳塞栓症が生じる可能性があります。

◆ 回路内凝固予防として使用するヘパリンにより出血傾向が助長され、脳出血が生じる可能性もあります。

瞳孔所見やいけいれんの出現などの神経学的所見に注意が必要です。

● 心機能は？

◆ VA-ECMO は心臓の役割を代行しますが、必ずしも心臓を保護しているわけではありません。

◆ 冠動脈に流れる血液に関しては、ポンプ血流量をフルフローに維持したとしても、自己心からの血流が 80～90％を占めるといわれています。

◆ 心機能低下を示す徴候を見逃さないように観察します。

> 脱血：右心系の負担は軽減、左心室にとっては後負荷が増大

> 心筋逸脱酵素の推移、心電図の虚血性変化、心エコーによる評価

■ VA-ECMO 装着中の重度呼吸不全 = 心臓全体の酸素不足

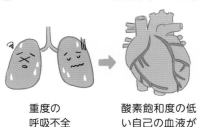 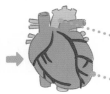

後負荷の増大

酸素供給の不足

重度の
呼吸不全

酸素飽和度の低
い自己の血液が
冠動脈を灌流

心筋虚血

> 人工呼吸器設定を適切に保ち、心筋虚血が起きないように管理することが必要

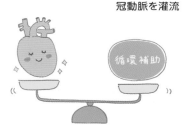

循環補助

循環不全が徐々に改善してくる
タイミングで、その時の心機能に合わせて
徐々に補助流量を最小に調節し左心室への
負荷をコントロールすることが重要！

● 腹部臓器の状態は？

【腎機能の評価】

◆ 腎機能障害は、VA-ECMO 装着患者さんの合併症として 22％に認められると報告されており、48％は CHDF などの腎代替療法（RRT）が実施されています[1]。

◆ 組織循環のため、平均動脈圧（MAP）≧ 60mmHg を維持できるようにチェックします。

◆ 尿量は末梢の臓器循環を反映する良い指標となります。

◆ 血清クレアチニン値や BUN、電解質など、血液データの推移を参照しながら腎不全徴候がないかを観察します。

> 持続血液透析ろ過法

> 尿量 1mL/kg/ h を維持できているかをチェックします。

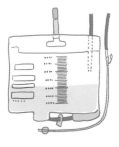 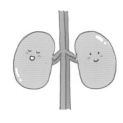

【消化管の評価】

◆大腿動脈送血の場合、酸素化された血液は下半身を中心に灌流されるため、腹部臓器は酸素が豊富な血流を受け取りやすい状況です。

◆腹部臓器への血栓塞栓症や、重篤な腹部臓器虚血が起きる可能性があり、注意が必要です。

◆消化管出血は VA-ECMO 装着患者さんの 5％に認められると報告されています[2]。抗凝固療法中の出血は重症化しやすいため、プロトンポンプ阻害薬（PPI）などで予防に努めることが重要です。

◆消化管出血の有無、肝酵素やビリルビン値、膵酵素の上昇の有無、代謝性アシドーシスがないかを確認します。

回路内血栓などによる

ポンプ血流量の低下による酸素供給不足のため

AST・ALT

アミラーゼ、リパーゼ

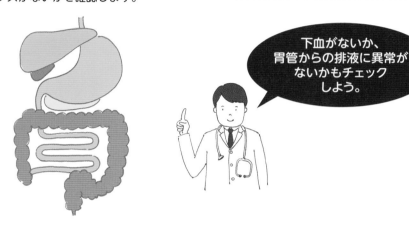

下血がないか、胃管からの排液に異常がないかもチェックしよう。

● 四肢の状態は？

【末梢循環不全の徴候】

◆四肢の皮膚の色や温度、CRT をチェックします。

◆皮膚が冷たい、チアノーゼがある、CRT ＞ 2 秒などの所見があれば、酸素供給が不十分である可能性があります。

【下肢の虚血の有無】

◆大腿動脈送血時は、送血カニューラより末梢側が虚血になる可能性があります。

◆足背動脈や後脛骨動脈の血流が確認できない、左右差がある、色調差がある、チアノーゼなどを認める場合、早急に末梢側へ送血ルートの追加が必要になることがあります。

Capillary Refilling Time：爪を押さえて白くなった部分が、離した後に赤く戻るまでの時間。ショック徴候の判別としても使われます。

ドップラー血流計でも聴取できない場合

■ ドップラー血流計による下肢血流の確認

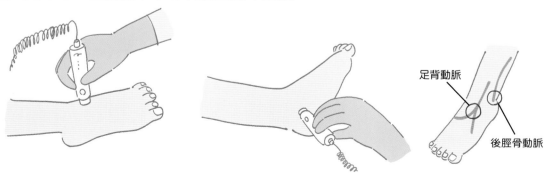

足背動脈

後脛骨動脈

● 抗凝固療法は目標範囲内か？

◆回路内凝固を防ぐため抗凝固療法を行います。

◆通常、ヘパリンを使用し、ACT 約 150〜200 秒を目標値としています。

> ACT：活性凝固時間
> 施設間で目標値には
> 多少違いがあります。

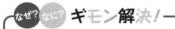 ギモン解決！

Q. VA-ECMO を装着すると血栓ができやすくなるの？

A. なぜ健康なヒトの血管内では血液は凝固しないのでしょうか。それは血管の内側にある内皮細胞から血液を凝固させないように、多くの抗血栓因子を分泌しているからです。一方、人工物である VA-ECMO 回路内にはそういう抗血栓因子を分泌する機能はないうえに、人工の物質と血液が接触することで凝固の亢進が起こり、血栓ができやすい状況になります。したがって、血栓ができにくいようにヘパリンコーティングの回路を使用したり、ヘパリンによる抗凝固が必要となります。

● トラブルシューティング

- ●アラーム発生時は、どのアラームが表示されているかを確認し、原因を探しましょう。
- ●機械側と患者側に分けて、どのタイプのアラームがあるかを把握しましょう。
- ● VA-ECMO のトラブルは、生命の危機に直結します。あらかじめなにが起こる可能性があるのかを把握しておきましょう。

▌ 機械側が要因のトラブル

アラームの種類	原　因	対　応
バッテリー残量アラーム (Low Battery)	バッテリー駆動中、残量が低下	AC 電源への接続を確認。
モーターユニット未接続 (Drive Motor Disconnect)	VA-ECMO 本体と遠心ポンプモーターユニットとの接続が外れている	すぐにケーブルを接続。
フローセンサー未接続 (Flow Sensor Disconnect)	VA-ECMO の血流計が外れている	フローセンサーを正しく接続し血流量が表示されるか確認。
気泡検知（Bubble Sensor）	回路内に気泡が発生している	送血側か脱血側のどちらで検知したかを確認。送血側であれば、空気塞栓の危険性があり、早期に対応が必要。三方活栓からの混入チェック、回路の屈曲などがあればすぐに解除。

▌ 患者側が要因のトラブル

アラームの種類	原　因	対　応
フローセンサー逆流アラーム (Back Flow Error)	血液が送血管から逆流している。回転数が 1,000rpm 以下になると送血圧より動脈圧の方が高くなり、逆流する可能性がある。この場合、血流量が－（マイナス）に表示される。フローセンサーを逆に装着しても、同じエラーが起こる。	回転数を極端に下げていないか、設定どおりかを確認。フローセンサーが正しい向きで装着されているかを確認。
流量減少アラーム (Low Flow Error)	ポンプ血流量が低下している状態。特に遠心ポンプ部分の凝血や回路内の血栓閉塞は、突然のポンプ停止という致命的なトラブルになる。そのほか、脱血不良やカニューラの位置のずれ、患者血圧の上昇などがある。	脱血不良の原因がなにかを確認して対処する。(p.91 参照)
流量増加アラーム (High Flow Error)	ポンプ血流量が設定より上昇している状態。回転数が高いことや、患者血圧が低くなることで起きる可能性がある。	回転数が設定通りか、患者血圧が目標範囲内かを確認。異常があれば医師や臨床工学技士に報告する。

引用・参考文献

1) Brogan, TV. et al. Extracorporeal membrane oxygenation in adults with severe respiratory failure : a multi-center database. Intensive Care Med. 35 (12), 2009, 2105-14.
2) Brodie, D. et al. Extracorporeal membrane oxygenation for ARDS in adults. N Engl J Med. 365 (20), 2011, 1905-14.
3) Extracorporeal Life Support Organization (ELSO) General Guidelines for all ECLS Cases August, 2017. https://www.elso.org/Portals/0/ELSO%20Guidelines%20General%20All%20ECLS%20Version%201_4.pdf (2021年5月閲覧)
4) JSEPTIC. JSEPTIC CE教材シリーズ V-A ECMO (VA-ECMO) (概要・準備編).
5) 中島康佑ほか. 経皮的心肺補助管理中の溶血回避の重要性とその対策. Jpn J Extra-Corporeal Technology. 44 (2), 2017, 81-7.
6) 赤嶺斉ほか. VA-ECMOの生理学. Intensivist. 5 (2), 2013, 269.
7) 門崎衛. 局所組織酸素飽和度の臨床応用. 日臨麻会誌. 35 (4), 2015, 482-6.
8) Stevens, MC. et al. Flow mixing during peripheral veno-arterial extra corporeal membrane oxygenation-A simulation study. J Biomech. 55, 2017, 64-70.
9) 方山真朱. VA-ECMO管理中の合併症. Intensivist. 5 (2), 2013, 305.
10) 黒川宗雄. VA-ECMOの原理・効果・回路の仕組み. 重症集中ケア. 16 (5), 2017, 37-42.

（志賀裕介）

10章

VA-ECMO 挿入患者の看護はこうする！

11章

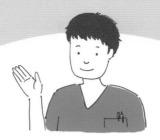

補助循環からの
離脱とその注意点

● 離脱前の準備

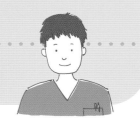

● 離脱までの経過は順調であったかを確認しましょう。

● 離脱直後にはほとんどの場合でカテコラミンが必要となりなす。

● 出血や創部異常、浮腫や発熱にも注意を払いましょう。

● 患者さんの状態把握

◆ まず患者さんのそれまでの経過・状態を把握し、現時点での治療像を自分でイメージしましょう。

◆ 現在投与されている薬剤、過去に投与されていた薬剤、その量の増減もしっかりと把握しましょう。

> 基礎疾患、今回の補助循環が必要となった状況、離脱までの治療経過など

■ 基礎疾患による心機能回復のちがい

心機能の回復がよい	一定の心機能低下が残る
劇症型心筋炎など	広範囲心筋梗塞や各種心筋症など

補助循環からの離脱は一大イベント。
トラブルのため早く離脱せざるをえない場面以外では、
医師と十分に情報共有を行い、入念に対策をして臨もう。

なぜ？ なに？ ギモン解決！

Q. 薬剤はどのように調整しているの？

A. 補助循環離脱を考える際には、心臓の機能の回復が得られているはずなので、各種カテコラミン製剤は減量、また中止されている薬剤もあると思います。逆に薬剤の種類や量がまったく減量できていない場合、心機能の回復が思わしくない徴候ともとれますので、離脱を再考する必要があります。離脱時には、一度減量、中止した薬剤を増量、再開、さらに必要に応じて新たな薬剤の追加を行い心拍出量を維持していきます。

■ 正常な心臓

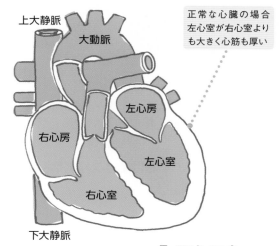

上大静脈

大動脈

正常な心臓の場合
左心室が右心室より
も大きく心筋も厚い

左心房

右心房

左心室

右心室

下大静脈

■ 左心不全

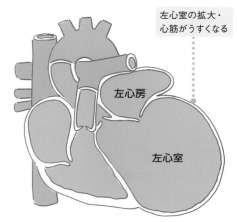

左心室の拡大・
心筋がうすくなる

左心房

左心室

- ●心筋梗塞などの障害でおもに左心室の障害を きたした場合、左心室有意の拡大、心筋壁の 菲薄化が起こってきます。

- ●この場合、右心機能は比較的保たれている場 合が多く、おもに左心室の補助を行う必要が あります。IABP はその一例です。

- ●離脱時には右心機能をあまり気にする必要が ありません。

■ 両心不全

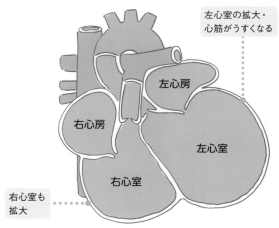

左心室の拡大・
心筋がうすくなる

左心房

右心房

左心室

右心室

右心室も
拡大

- ●心筋症や右室梗塞を合併した広範囲心筋梗塞 などで右心機能の障害も明らかな場合は、左 心室だけを補助しても、左心室の前負荷が足り なくなるため（右心室の拍出が少ないため）、全 身の循環が保たれません。

- ●このような場合は VA-ECMO が有効です。

- ●離脱の際には、左心室の補助のほか、右心機 能に注意する必要があります。

低心拍出量症候群の病態を確認しておこう。

なぜ？ なに？ ギモン解決！

Q. VA-ECMO と IABP どちらから離脱するの？

A. どちらからという決まりはありませんが、IABP には VA-ECMO による心臓の後負荷増大を軽減する目的もあ ります。そのため、まず VA-ECMO を離脱した後、IABP を離脱していくことが一般的です。

11章

補助循環からの離脱とその注意点

離脱時

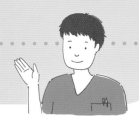

- 循環作動薬の増量、追加や輸液、輸血を速やかに行えるように、事前に薬剤の準備をしましょう。
- 補助循環は皮膚に貼り付けてあるわけではありません。抜去の際には止血操作が必要となるので、その準備をしましょう。

IABP 編

65歳の男性で、4日前に左前下行枝近位部の急性心筋梗塞でカテーテル治療をされた方です。低心拍出量症候群に対してIABPが導入されていましたが、いよいよ今日、離脱になりました。
昨日からIABPを1：2補助にし、朝から1：3補助へと徐々に補助を弱めていますが、ドパミン2γで心係数（cardiac index；CI）2.2L/min/m^{2}と安定しています。

患者さんの把握はできてますね。
離脱の際の準備は大丈夫ですか？

IABPは穿刺で挿入していますので、圧迫止血が行われた後の固定用の枕子とテープを準備しています。
あと、安静が必要なため、足の拘束装具も準備しています。

いいですね。
IABPを抜去する際には、バルーンを収縮させた状態でシースごと抜去します。その場合、バルーンやシャフトには微小の血栓が付着している可能性があるので、血液をしっかりと噴出させる必要があります。血液を噴出させてもいいように、周囲にシーツを引くなどして準備しましょう。

薬剤はドブタミンの追加の指示をもらいました。
ノルアドレナリンを追加投与できるように準備しています。

投与ルートの確保は大丈夫？
薬剤配合変化も確認して、急に投与が必要となった場合のルートを確認しておきましょう。

IABP 離脱の流れ

- 事前に数日もしくは数時間かけて1：2～1：3の補助へと徐々に下げていき、抜去へと進めます。 ┄┄┄ 血圧や心拍出量に十分に余裕があることを確認

- 多くの場合は穿刺で挿入されていますので、圧迫止血が終了した後は枕子を用いて固定し数時間安静が必要です。 ┄┄┄ 塞栓症による急な血流障害→血栓除去などの追加手術が必要です。

- 抜去後は、下肢末梢の動脈血流を確認しましょう。

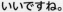

Q. **出血傾向が強く VA-ECMO 導入時には ACT を 150 秒程度でヘパリンを調節して いたが、流量を半分に落としてからは 200 秒程度まで増やした。なぜ？**

A. 多くの送脱血カニューラ、人工肺にはヘパリンコーティングや抗血栓性のコーティングがされているので、ヘパリンを投与しなくてもすぐに血栓ができることはありません。ただし、VA-ECMO の流量を下げていった場合、人工肺に血栓が形成しやすくなるので、抗凝固をしっかり行うことにしています。

VA-ECMO 編

32 歳の女性で、6 日前にインフルエンザ劇症型心筋炎で搬送された方です。低心拍出量症候群に対して VA-ECMO が導入されていましたが、いよいよ今日、離脱することになりました。
ドパミン、ドブタミン 3 γ、ノルアドレナリン 0.02 γで安定しています。

心機能の回復は順調ですか？

来院時は EF15％と、著明な心機能低下を認めましたが、昨日は EF50％まで回復していました。若年者で、弁膜症は認めませんし、経過的に他の心筋症も否定的です。

いいですね。抜去の準備はできていますか？

圧迫で止血できるように枕子やテープは用意できています。

VA-ECMO の送血カニューラは IABP よりも太いです。
小柄な患者さんで細いものを使用した場合は圧迫止血も可能ですが、長期に留置された場合などは、細めのものでも血管刺入部が瘢痕化しているため、圧迫止血では不十分です。確実な止血のためには、皮膚切開をして、血管形成、縫合閉鎖を行う必要があります。

医師にもう一度確認し切開の準備を行います。

＊　　＊　　＊

輸血を用意するように指示されました。
出血はしていないのですが、必要でしょうか？

VA-ECMO の離脱時には、VA-ECMO の回路分の血液を損失することになります。
循環血液量の減少をきたすので、輸液もしくは輸血を行い補う必要があります。急な輸液負荷を避けるためには、離脱前から行っておくのもいい方法です。
血管形成、縫合閉鎖の際には、予期せぬ出血をきたすことがあるで、余裕をもって輸血や代替え血漿輸液の準備をしておくといいでしょう。

● VA-ECMO の離脱の流れ

◆ VA-ECMO の流量の漸減方法に決まった形はありません。心臓の状態に合わせて少しずつ下げていき、血清乳酸値の上昇がないなど良好な臓器灌流が保たれていることを確認し、離脱に入ります。

◆ 流量を下げていく過程では、人工肺の状態に注意する必要があります。

◆ 流量を 1L/min/m² 以下まで下げた場合、速やかに離脱するもしくは、離脱中止を判断し流量を戻す必要があります。

> 循環作動薬の追加、増量に余裕があること、1L/min/m² まで下げても血圧が保持され、肺動脈圧の上昇が許容できることが目安

> 人工肺に血栓形成の危険があります。

なぜ？ なに？ ギモン解決！

Q. 脱血カニューラも抜去には外科的処置が必要？

A. 脱血カニューラは静脈系なので、太いものが入っていても圧迫止血可能です。ただし、鼠径部から挿入されている場合において、同側から送血カニューラ・脱血カニューラの両方が入っている時は、刺入部が近く、両方行うとしても皮膚切開の大きさはさほど変わりがないので、圧迫止血するよりは、脱血カニューラも併せて外科的処置を行い止血します。対側の場合は圧迫止血をすることも可能です。

Q. 補助循環を使用中の患者さんの深部静脈血栓症対策はどのようにするべき？

A. 明確な決まりはありません。安静臥床が続くため、弾性ストッキングやフットポンプの着用は考慮すべきですが、多くの患者さんではヘパリンを使用されているので、過度な心配は不要だと考えます。ただし、VA-ECMO の場合は静脈に太い脱血管が入り、静脈還流が悪くなっているので、ヘパリン使用中といっても血栓形成の危険があることは念頭に置く必要があります。VA-ECMO 離脱時に皮膚切開のうえ縫合閉鎖を行った際、静脈が虚脱していることに気づき、再度静脈を切開し末梢側から長い血栓を摘出した経験があります。

● 離脱後

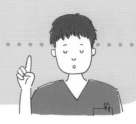

- ●離脱後に再度心不全が悪化することがあり得ます。
- ●カテコラミンの増量で対応が不可能な場合には、再度 ECMO を使用する可能性があります。医師と方針についてよく相談しておきましょう。
- ●心負荷がかかる処置や体位変換は慎重に行いましょう。
- ●カニューラ抜去部の出血や感染がないかよく観察しましょう。

補助循環から離脱できたので、いままでみたいに深い鎮静ではなくて、少しゆるめてもいいですか？

体動が増えると必要心拍出量が増加します。心機能が安定するまでは適正な鎮静が必要ですね。

安静臥床期間が長いため、褥瘡や無気肺形成が心配です。
補助循環から離脱したので、予防のため積極的に体位変換を行っていこうと思います。

体位変換は重要ですが、ようやく補助循環から離脱したことは忘れないでください。
体位変換によって静脈還流悪化、右心系の圧排をきたす場合もあるので、離脱直後は十分な注意が必要ですよ。

わかりました。
経腸栄養は早く始めた（再開した）ほうがいいですか？

経腸栄養は治療上重要ですが、腸管を動かすことで必要心拍出量は増加します。
うっ血傾向となった場合、腸管浮腫も併発し、腸管機能は低下します。
心機能が不安定なうちは避けましょう。

● 離脱後の観察ポイント

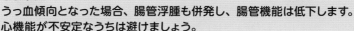

◆離脱後は血行動態が変化するので、モニター値に注意しながら、患者さんの皮膚の色調などの変化を見落とさないようにしましょう。

◆離脱後すぐに血行動態が変化することもありますが、しばらくしてじわりじわりと悪化してくることもあります。数時間から 1 日の間は慎重に経過をみる必要があります。

◆心負荷がかかる処置や体位変換などは、必要性を十分に考えて行いましょう。

◆補助循環抜去部に出血や皮下血腫が見られないか観察しましょう。

> 補助循環の再導入の準備もしておきましょう。

> 安定しかかっている状態を崩す危険があります。

> 多くの患者さんでヘパリンなどの抗凝固薬や抗血小板薬が使用されています。

■ 体位による血行動態への影響

頭部挙上

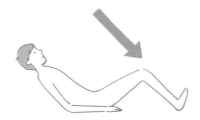

- 一般的に頭部を挙上すると、重力で下半身へと血液は移動するので静脈還流量は減ります。

下肢挙上

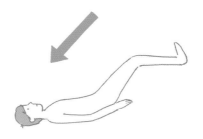

- 逆に下肢を挙上すると、重力で血液は上半身へ移動するため静脈還流量は増えます。

身体の左側を下

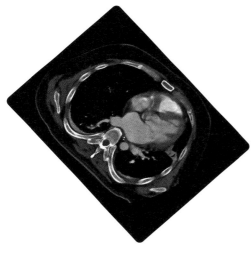

- 左右の体位変換では、左下の場合は重力で押しつぶされるのは左心系ですが、右心系は肺の圧排を受ける程度です。
- 左心系は高圧系であり、あまり影響を受けません。

身体の右側を下

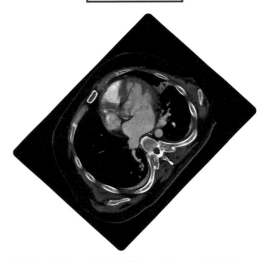

- 右下の場合は、右心系が重力で押しつぶされます。
- 右心系は低圧であり、圧排を受けやすいため、循環血液量が安定していない状況では、血圧低下を起こす危険があります。

離脱後は再度補助循環が必要な状況となりうるので、物品や人員を準備しておこう。
その場で再導入するのか、手術室や血管造影室へ移動して再導入するのか、医師と方針を確認し情報共有しておこう。

（坂本和久）

臨床のギモン解決
Q & A

教科書通りにはいかない
臨床現場でぶつかる
ギモンについて、
やさしく解説するよ！

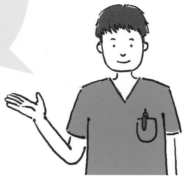

Q1. 心不全になぜ、血圧を上げる薬と下げる薬を同時に使うの？

A1.

臨床の場では、血圧を上げる薬（昇圧薬や強心薬）と下げる薬（Ca 拮抗薬；カルシウムブロッカーや硝酸薬）を同時に使っている場面をよく目にします。これは血圧の上げ下げを目的にしているわけではありません。心拍出力を増やすことと、後負荷を減らすことが目的です。

みなさんは物理のオームの法則をご存知でしょうか？ V ＝ IR で覚えておられる方が多いと思いますが、これは電圧と電流・抵抗の関係を表しています。電圧＝電流×抵抗ですが、「電」を「血」に代えて、血圧＝血流×抵抗としてみてください。血流を増やすためにはどうすればよいか見えてきませんか？「血流＝血圧／抵抗」となるので、血圧を上げるか、抵抗を下げればいいわけです。ですから、昇圧薬や輸液により血圧を上げ、血管拡張薬で抵抗を下げているわけです。

（山﨑和裕）

Q2. 心不全の治療以外に補助循環を使うことってあるの？

A2.

心不全の治療以外に補助循環を使用する場合もあります。

肺炎が重篤化し、人工呼吸器を装着し、高濃度酸素を投与しても最低限の血中酸素濃度が得られない重症呼吸不全の場合、呼吸補助目的に ECMO を使用し、酸素化した血液を体内に循環させる治療が行われます。

心不全に対する ECMO は V-A ECMO（V：静脈から脱血し、A：動脈に送血する）ですが、呼吸不全に対しては V-V ECMO（V：静脈から脱血し、V：静脈に酸素化した血液を送る）を行うことがあります。

（金光ひでお）

Q3. 出血しているのに中心静脈圧（右房圧）が上がることってあるの？

A3.

起こりえます。

最も注意すべきは「心タンポナーデ」という状態です。

術後に心臓の周りから出血しているにもかかわらず、適切にドレナージチューブから排出されず、周囲から血液により心臓を圧迫している状態で、大変危険です。術後ドレーン排液が多い状態が続いた後、ドレーン排液が消退し、中心静脈圧（右房圧）が上昇してきたにもかかわらず心拍出量（あるいは心係数：CI）が減少しつつある時は、特に心タンポナーデを疑う必要があります。心タンポナーデを疑った場合、ただちに医師に連絡することが必要です。

（金光ひでお）

？ IABP のギモン

Q4. 高度な冠動脈狭窄がある場合の IABP の効果はどうなるの？

A4.

IABP は、拡張期冠動脈圧の上昇によって、直接的に冠動脈血流を約 12％増加させる効果があるといわれています [1, 2]。しかし、冠動脈狭窄が高度な場合には、後負荷軽減作用による心筋酸素消費量を低下させる効果がより重要とも考えられています。

引用・参考文献
1) 豊田英嗣. 大動脈内バルーンパンピング（IABP）が心筋内冠血流速度波形と冠細動脈血管径に与える直接的効果. 日本バイオレオロジー学会誌（B&R）. 11（4）, 1997, 38-47.
2) Anderson, RD. et al. The Effect of Intra-Aortic Balloon Counterpulsation on Coronary Blood Flow Velocity Distal to Coronary Artery Stenoses. Cardiology. 87, 1996, 306-12.

（川東正英）

Q5.

モニターの値以外で循環動態を評価する指標にはなにがある?

A5.

日々の胸部 X 線や心エコーが重要な指標になります。胸部 X 線では肺うっ血や心拡大の程度、心エコーでは心臓の動きや大きさ、弁の動きなどが評価できます。これらの経時的な変化もとらえるようにしてください。

(北尾健太郎)

Q6.

IABP 挿入後最初に患者さんを動かす時のコツはある?

A6.

一概にはいえませんが、冠動脈バイパス術（CABG）後などで IABP だけでなく、人工呼吸器を装着している場合は、陽圧換気のため静脈還流が悪くなり心拍出量が低下します。また心不全の場合、右側臥位を取ると心臓が下大静脈を圧迫し静脈還流の低下により心拍出量が低下することがあります。この 2 つが重なると血圧が大幅に下がる可能性があるため、IABP 挿入後最初の体位変換は左側臥位を第一に考慮します。ただし、左右の側臥位が循環にどのように影響するかはそれぞれ評価する必要があります。

(北尾健太郎)

? ECMO のギモン

Q7.

十分な補助流量が取れない場合どうする？

A7.

ECMO は閉鎖回路なので、前負荷（循環血液量）が少ないと脱血不良をきたし、十分な流量が出せません。その場合は補液を行う必要があります。前負荷が少ない原因として、出血などもあるため、注意が必要です。

ECMO の流量が十分に取ることができない他の原因としては、送・脱血カニューラの可能性もあります。送血カニューラや脱血カニューラが細すぎたり、屈曲していたり、先端が適切な場所に位置していないことがありえます。その場合には必要に応じて X 線検査画像も利用して、カニューラの先端位置を変えてみます。それでも駄目な場合は、送血カニューラや脱血カニューラを追加したり交換することを検討する必要があります。

（熊谷基之）

Q8.

ECMO から離脱できない場合はどうする？

A8.

ECMO を導入したものの状態の改善がなく、回復の見込みがなくなることはあります。しかし、そのような場合でも急に ECMO を止めることはできません。

そのため、ECMO を導入する際には、一刻を争う時ではありますができれば本人と家族に説明を行い、十分理解を得たうえで ECMO 導入するのが良いと思います。

助かる見込みがなくなり ECMO を中止せざるを得ない場合は、家族、医療チーム、そして各施設の倫理委員会などで検討のうえ、方針決定する必要があります。

（熊谷基之）

Q9. SpO$_2$ は必ず右手で測定する？

A9.

VA-ECMO は基本的に大腿動脈から経皮的に送血管を挿入しますが、心臓術後や緊急開胸後の体外循環は、直接上行大動脈に送血管を留置することがあります。この場合、順行性の送血となり、ミキシングポイントはありません。左右とも同じ酸素分圧の血液が流れるため、SpO$_2$ はどちらでも測定できます。全身管理の注目点が変わるため、どこから脱血してどこから送血しているかを確認することが大切です。

（志賀裕介）

Q10. VA-ECMO 中のスワンガンツカテーテルは当てにならない？

A10.

VA-ECMO 装着中の患者さんの場合、右心房から脱血するため心拍出量（CO）や心係数（CI）、肺動脈圧（PAP）は目安にならないことがあります。一方で、循環不全からの回復過程やウィーニング（離脱）の際に、自己心がどれくらいのパフォーマンスを示すかを判断するひとつの材料にはなります。また、組織への酸素需給の評価として S$\bar{v}$O$_2$ を使用することは有用とされています。

（志賀裕介）

? 補助循環離脱後のギモン

Q11. 補助循環離脱後、血圧は維持できているが、頻脈になってきた。洞性頻脈なので大丈夫だと判断したけれど…。

A11. 血圧の維持だけが循環管理ではありません。血圧が高くても心係数が低ければ、尿量の変化や末梢の冷感などは心不全の徴候であるかもしれません。また、洞性徐脈はもちろん、心房性や心室期外収縮などの不整脈は何らかの新たな心臓の負担を示唆している可能性があります。一過性でなければ何らかの治療が必要になると考えるべきです。

（坂本和久）

Q12. 補助循環離脱後、肺動脈圧が上昇しなければ大丈夫？

A12. 肺動脈圧は心機能を推し量る重要な情報です。肺動脈圧は循環血液量、右心機能、左心機能や肺血管抵抗に影響されます。それぞれの機能はスワンガンツカテーテルによる情報、心エコーによる評価が不可欠です。肺動脈圧低値は、単に循環血液量の不足を示しているかもしれません。肺動脈圧は患者さんに応じた適切な値があるので、あらかじめ目標設定値を医師に確認しておきましょう。

（坂本和久）

● 索 引

MEMO

補助循環、ちゃんと教えます。―新人にわかる言葉・イラスト・写真で解説！

2021年11月1日発行　第1版第1刷

編　集　湊谷 謙司

発行者　長谷川 翔

発行所　株式会社メディカ出版
　　　　〒532-8588
　　　　大阪市淀川区宮原3-4-30
　　　　ニッセイ新大阪ビル16F
　　　　https://www.medica.co.jp/

編集担当　鈴木陽子

装　　幀　株式会社アンシークデザイン

本文イラスト　引野晶代

組　　版　株式会社明昌堂

印刷・製本　株式会社シナノ パブリッシング プレス

ISBN978-4-8404-7587-7　　　　　　　　　　　　　　　　Printed and bound in Japan

当社出版物に関する各種お問い合わせ先（受付時間：平日9：00 ～ 17：00）
●編集内容については、編集局 06-6398-5048
●ご注文・不良品（乱丁・落丁）については、お客様センター 0120-276-591